中药现代化研究系列

U0388524

# 口炎清物质基础及组方规律研究

苏薇薇　姚宏亮　李楚源　等　著

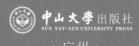中山大学出版社
SUN YAT-SEN UNIVERSITY PRESS
·广州·

图书在版编目（CIP）数据

口炎清物质基础及组方规律研究 /苏薇薇，姚宏亮，李楚源等著 . —广州：中山大学出版社，2020.6
（中药现代化研究系列）
ISBN 978 − 7 − 306 − 06817 − 0

I. ①口… Ⅱ. ①苏… ②姚… ③李… Ⅲ. ①中药化学成分—研究 Ⅳ. ①R284

中国版本图书馆 CIP 数据核字（2019）第 293437 号

出 版 人：王天琪
策划编辑：曾育林
责任编辑：曾育林
封面设计：刘　犇
责任校对：谢贞静
责任技编：何雅涛
出版发行：中山大学出版社
电　　话：编辑部 020 − 84110779，84110283，84111997，84110771
　　　　　发行部 020 − 84111998，84111981，84111160
地　　址：广州市新港西路 135 号
邮　　编：510275　传　　真：020 − 84036565
网　　址：http：//www. zsup. com. cn　E-mail：zdcbs@ mail. sysu. edu. cn
印 刷 者：广州市友盛彩印有限公司
规　　格：787mm×1092mm　1/16　13.75 印张　364 千字
版次印次：2020 年 6 月第 1 版　2020 年 6 月第 1 次印刷
定　　价：58.00 元

# 内 容 提 要

　　本书呈现在大家面前的，是中山大学苏薇薇教授团队与广药集团合作的原创性研究成果。本书对口炎清化学物质基础、药效物质基础与组方规律进行了深入研究，全书分四章：第一章，口炎清化学物质基础研究；第二章，口炎清药效作用特点研究；第三章，口炎清药效物质基础与组方配伍规律研究；第四章，金银花、山银花化学成分比较及二者投料的口炎清药效差异研究。

　　本研究获得广州市科技计划项目—民生科技攻关计划（编号：201803010082）的资助。

# 《口炎清物质基础及组方规律研究》 著者

苏薇薇　姚宏亮　李楚源

王德勤　郑玉莹　彭　维

# 目　录

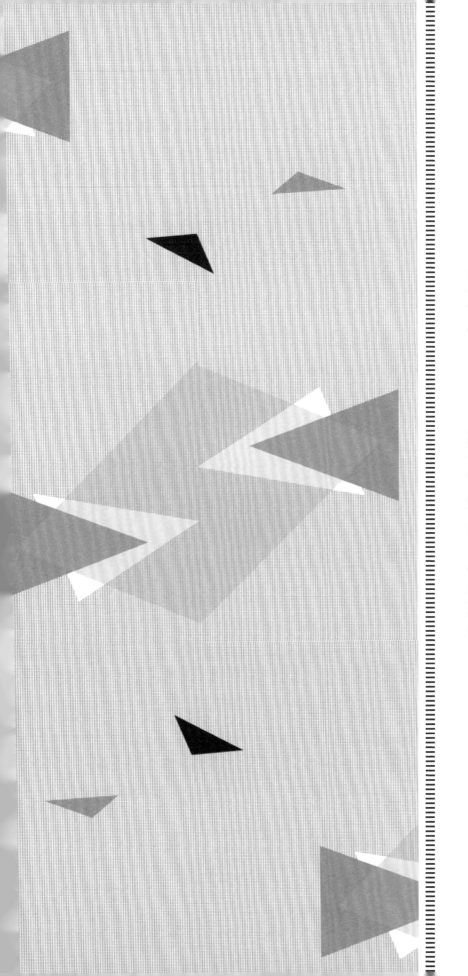

第一章 口炎清化学物质基础研究

# 第一节 研 究 概 述

口炎清颗粒为国家中成药保护品种，该产品为由山银花、玄参、甘草、天冬和麦冬组成的复方药物，具有清热养阴、解毒消肿的功效。临床用于治疗复方性口疮、疱疹性口炎、创伤性溃疡、复发坏死性黏膜腺周围炎、口腔白斑等口腔黏膜病，以及口腔黏膜扁平苔藓、慢性咽炎和慢性唇炎等口腔、咽喉疾病。

本团队采用先进的 UFLC-Q-TOF-MS/MS 联用技术，对口炎清全成分进行鉴定、分析，全面阐明了其化学物质基础，具有理论意义和实用价值。

# 第二节 UFLC-Q-TOF-MS/MS 分析

【实验材料】

（一）仪器

超快速高效液相色谱仪（LC-20AD-XR 二元泵、SIL-20AD-XR 自动进样器、CTO-20A 柱温箱、SPD-M20A PDA 检测器，日本岛津公司）；四级杆-飞行时间质谱仪（Triple Q-TOF 5600 plus，美国 AB SCIEX 公司）；数控超声波清洗器（昆山超声仪器有限公司，KQ-250DE 型）；系列精密移液器（德国 Eppendorf 公司）；十万分之一电子分析天平（MS205DU，瑞士 Mettler toledo 公司）；超纯水器（美国 Millipore 公司，Simplicity）；旋转蒸发仪（德国 Laborota 公司，4001 型）；烘箱（德国 Memmert 公司，UFB400 型）。

（二）药材、供试品

实验所需药材见表 1-1，经中山大学生命科学学院廖文波教授鉴定，山银花为忍冬科植物灰毡毛忍冬（*Lonicera macranthoides* Hand. - Mazz.），天冬为百合科植物天冬 [*Asparagus cochinchinensis*（Lour.）Merr.]，麦冬为百合科植物麦冬 [*Ophio-*

pogon japonicus (L. f) Ker-Gawl. ], 甘草为豆科植物甘草 (*Glycyrrhiza uralensis* Fisch.), 玄参为玄参科植物玄参 (*Scrophularia ningpoensis* Hemsl.)。

供试品: 口炎清浸膏 (批号 A4C001), 由广州白云山和记黄埔中药有限公司提供。

表 1-1 药材来源

| 品 名 | 批 号 | 来 源 |
|---|---|---|
| 山银花 | 1311001 | 广州白云山和记黄埔中药有限公司 |
| 天冬 | 1311001 | 广州白云山和记黄埔中药有限公司 |
| 麦冬 | 1311001 | 广州白云山和记黄埔中药有限公司 |
| 甘草 | 1305002 | 广州白云山和记黄埔中药有限公司 |
| 玄参 | 1311001 | 广州白云山和记黄埔中药有限公司 |

(三) 对照品

实验所需对照品见表 1-2。

表 1-2 对照品来源

| 名 称 | 批 号 | 提 供 者 |
|---|---|---|
| 鲁斯可皂苷元 | 111909 - 201204 | 中国药品生物制品检定所 |
| 灰毡毛忍冬皂苷乙 | 111814 - 201102 | 中国药品生物制品检定所 |
| 獐牙菜苦苷 | 0785 - 200203 | 中国药品生物制品检定所 |
| 白屈菜酸 | 38227 - 5G | Sigma 公司 |
| 安格洛苷 C | NZB - 1252 - 1309 | CATO 公司 |
| 香叶木素 | D7321 - 10MG | Sigma 公司 |
| 异甘草苷 | 130825 | 中国药品生物制品检定所 |
| 槲皮素 | 100081 - 200907 | 中国药品生物制品检定所 |
| 甘草酸铵 | 110731 - 200614 | 中国药品生物制品检定所 |
| 木犀草素 | 111520 - 200504 | 中国药品生物制品检定所 |
| 肉桂酸 | 110786 - 200503 | 中国药品生物制品检定所 |
| 甘草次酸 | 110723 - 200411 | 中国药品生物制品检定所 |
| 甘草苷 | 111610 - 200604 | 中国药品生物制品检定所 |
| 哈巴俄苷 | 111730 - 200604 | 中国药品生物制品检定所 |
| 薯蓣皂苷元 | 1539 - 200001 | 中国药品生物制品检定所 |

续上表

| 名　　　称 | 批　　号 | 提　供　者 |
|---|---|---|
| 咖啡酸 | 110885 – 200102 | 中国药品生物制品检定所 |
| 绿原酸 | 110753 – 200413 | 中国药品生物制品检定所 |
| 菝葜皂苷元 | 110744 – 200509 | 中国药品生物制品检定所 |
| 刺芒柄花素 | 130329 | 中国药品生物制品检定所 |
| 麦冬皂苷 D | 130814 | 中国药品生物制品检定所 |
| 异槲皮苷 | 130516 | 中国药品生物制品检定所 |
| 苦玄参苷 IA | 111745 – 20051 | 中国药品生物制品检定所 |
| 甲基麦冬二氢高异黄酮 A | 13102123 | 中国药品生物制品检定所 |
| 甲基麦冬二氢高异黄酮 B | 13102024 | 中国药品生物制品检定所 |
| 瓜氨酸 | 110875 – 200508 | 中国药品生物制品检定所 |
| 常春藤皂苷元 | 111733 – 201205 | 中国药品生物制品检定所 |
| 马钱苷 | 111640 – 201005 | 中国药品生物制品检定所 |
| 芹菜素 | 111901 – 201102 | 中国药品生物制品检定所 |
| 苯丙氨酸 | 140624 | 上海江莱生物科技公司 |
| 赖氨酸 | 140624 | 上海江莱生物科技公司 |
| 酪氨酸 | 140624 | 上海江莱生物科技公司 |
| 天冬氨酸 | 140624 | 上海江莱生物科技公司 |
| 精氨酸 | 140624 | 上海江莱生物科技公司 |

（四）试剂

乙腈（质谱纯，美国 Fisher Scientific 公司）；甲酸（Sigma 公司，批号：0001408600）；Millipore 超纯水；乙醇（食用级别，广州东征玻璃化学仪器公司提供）。

【实验部分】

（一）检测条件

**1. 液相色谱条件**

色谱柱：Dionex Bonded Silica $C_{18}$（4.6 mm × 150 mm，3 μm）；流动相：以 0.1% 甲酸乙腈溶液为流动相 A，以 0.1% 甲酸水溶液为流动相 B，按表 1 – 3 所示

梯度洗脱；流速：0.3 mL/min，柱温：40 ℃；进样量：3 μL。

**2. 质谱条件**

离子源参数：ion spray voltage 5500 V；ion source gas1 55 psi；ion source gas2 55 psiL；temperature 550 ℃；curtain gas 35 psiL；collision gas pressure 10 psiL。ESI 电喷雾源，分别采用正、负离子模式进行检测。见表 1-3。

表 1-3　流动相洗脱条件

| 时间/min | 流动相 A/% | 流动相 B/% |
|---|---|---|
| 0 | 2 | 98 |
| 7 | 10 | 90 |
| 95 | 41 | 59 |
| 105 | 100 | 0 |
| 115 | 100 | 0 |

（二）混合对照品溶液的制备

取表 1-2 所列的各对照品适量，加甲醇制成各成分浓度约为 20 μg/mL 的混合对照品溶液。

（三）供试品溶液的制备

取口炎清浸膏 1 g，置具塞锥形瓶中，精密移取 80% 甲醇 10 mL，精密称定，超声 30 min，用 80% 甲醇补足减失重量，过夜沉淀，取 1 mL 上清液用 0.22 μm 微孔滤膜滤过，备用。

另分别取山银花 10 gm、甘草 5 gm、玄参 8 gm、麦冬 8 gm、天冬 8 gm，分别用 50% 乙醇加热回流提取，过滤后回收溶剂。加 80% 甲醇定容至 25 mL，取 1 mL 滤液用 0.22 μm 微孔滤膜滤过，备用。

（四）结果

样品分别在正模式和负模式下，同时进行一级和二级扫描。口炎清浸膏、山银花提取物、麦冬提取物、天冬提取物、玄参提取物、甘草提取物及混合对照品溶液的总离子流图见图 1-1 至图 1-7。通过对照品对照、准确分子量和裂解碎片，共确证和指证了 83 种化合物（图 1-8），包括：13 种氨基酸及寡肽、6 种糖类、4 种嘌呤嘧啶核苷类、3 种生物碱、13 种有机酸、22 种黄酮、9 种苯丙素和环烯醚萜、11 种皂苷，以及 2 种其他化合物。口炎清中化合物及其归属见表 1-4。

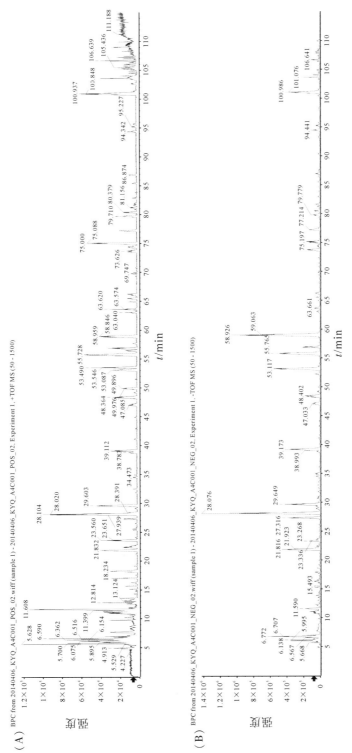

图 1 - 1 口炎清正模式（A）及负模式（B）总流子流图

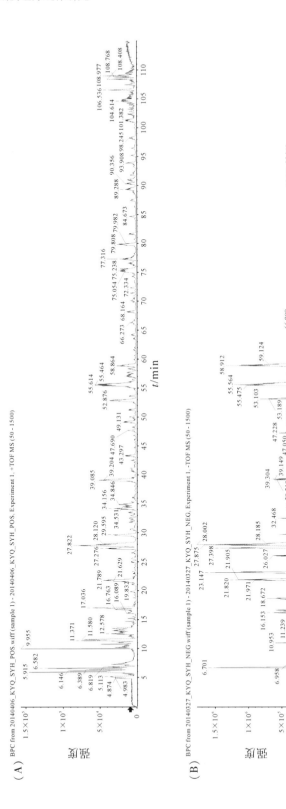

图 1-2　山银花正模式（A）及负模式（B）总流子流图

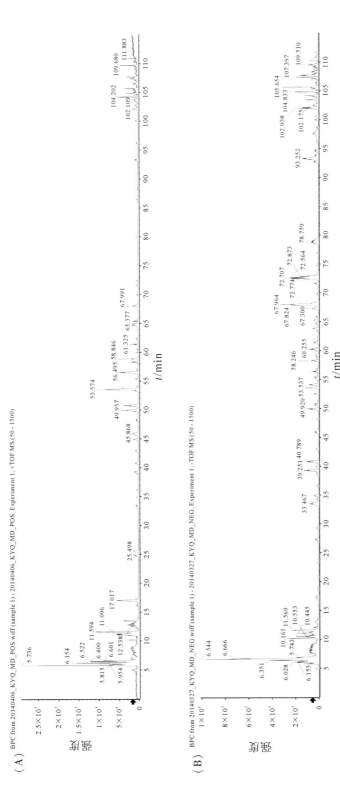

图 1 - 3 麦冬正模式（A）及负模式（B）总流子流图

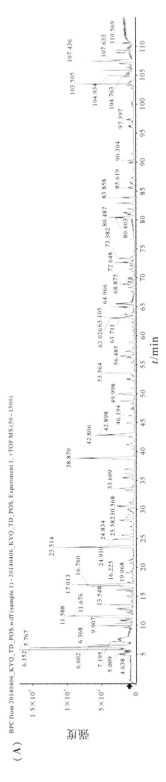

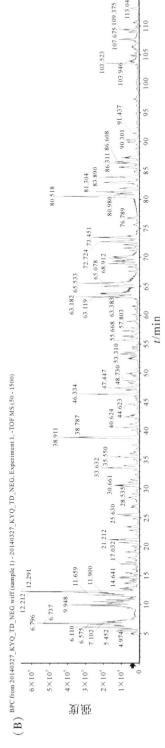

图 1-4 天冬正模式（A）及负模式（B）总离子流图

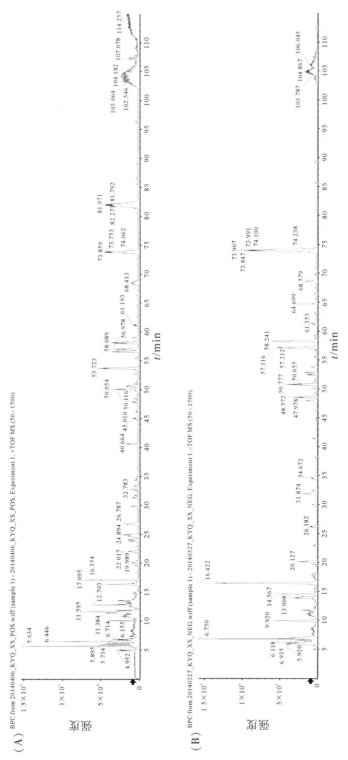

图1-5　玄参正模式（A）及负模式（B）总流子流图

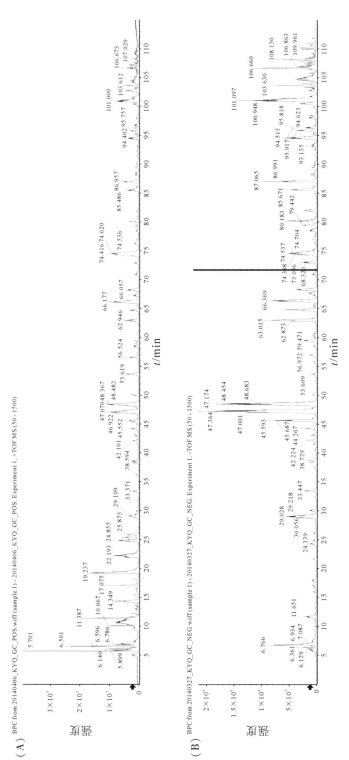

图1-6 甘草正模式（A）及负模式（B）总流子流图

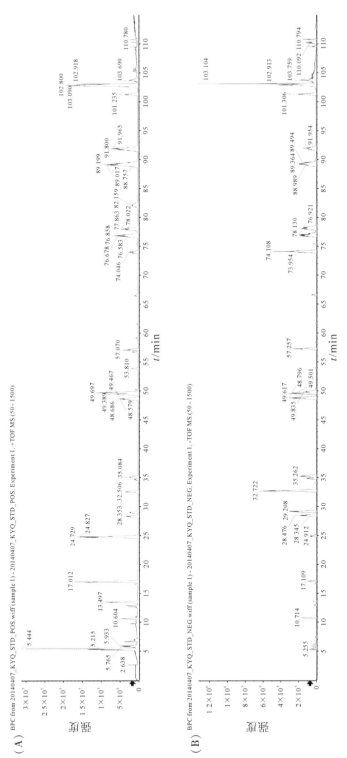

图1-7 混合对照品正模式（A）及负模式（B）总流子流图

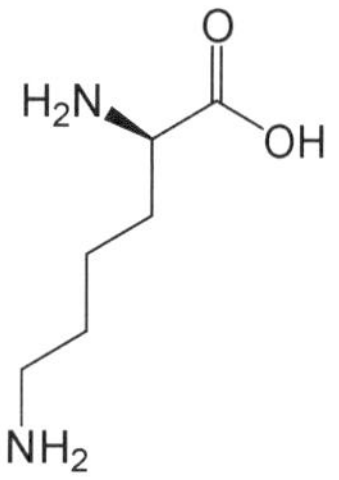

赖氨酸（1） 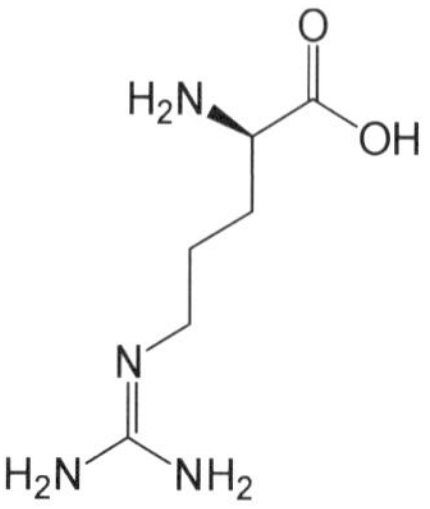　　　精氨酸（2） 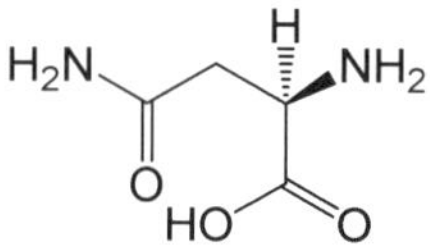　　　L-天冬酰胺（3） 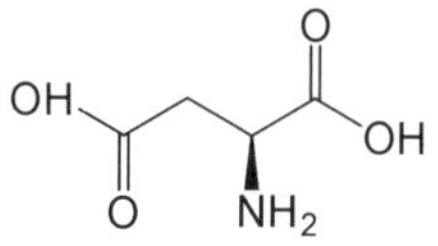　　　天冬氨酸（4）

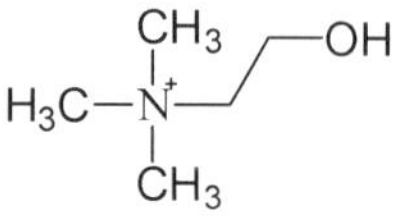

胆碱（5） 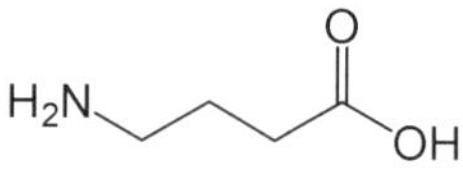　　　γ-氨基丁酸（7） 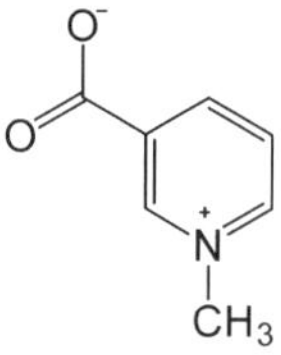　　　巴碱（9） 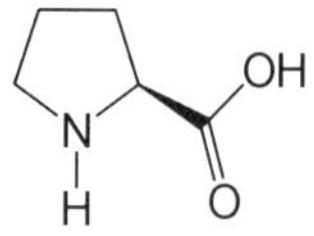　　　脯氨酸（10）

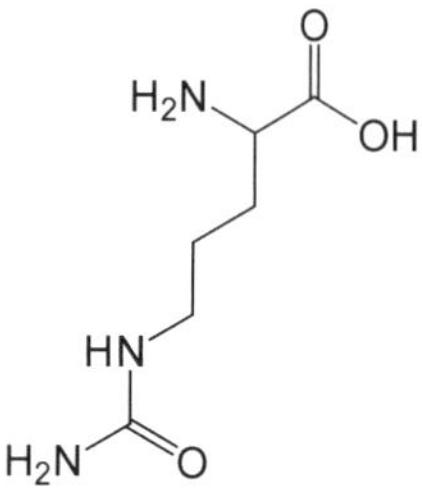

瓜氨酸（6） 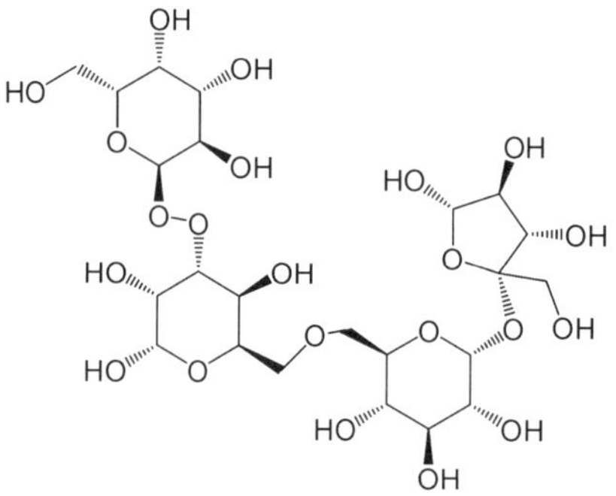　　　水苏糖（11） 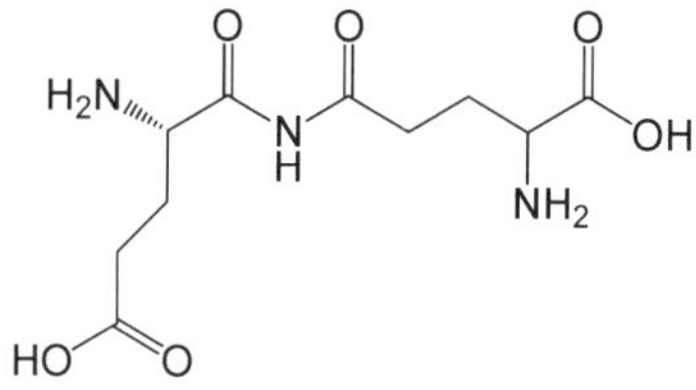　　　谷氨酸-谷氨酰胺（12）

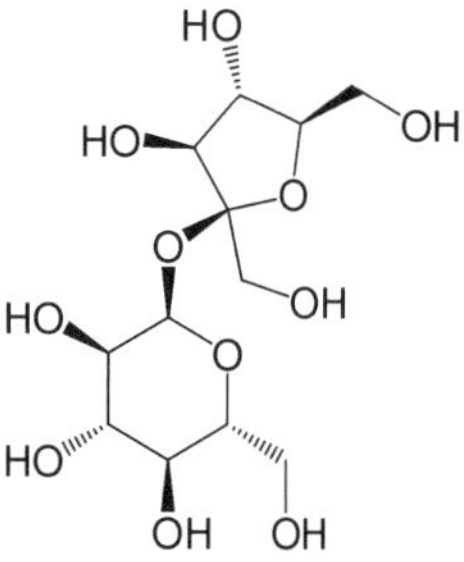

蔗糖（13） 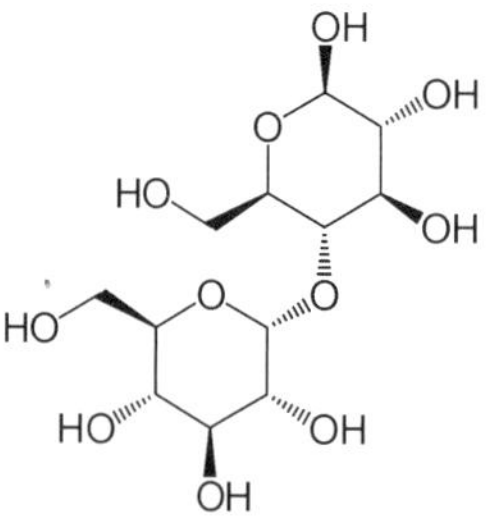　　　麦芽糖（13） 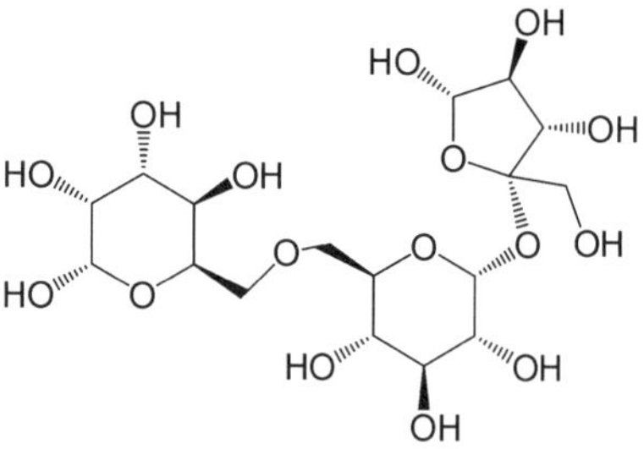　　　棉子糖（15）

（A）

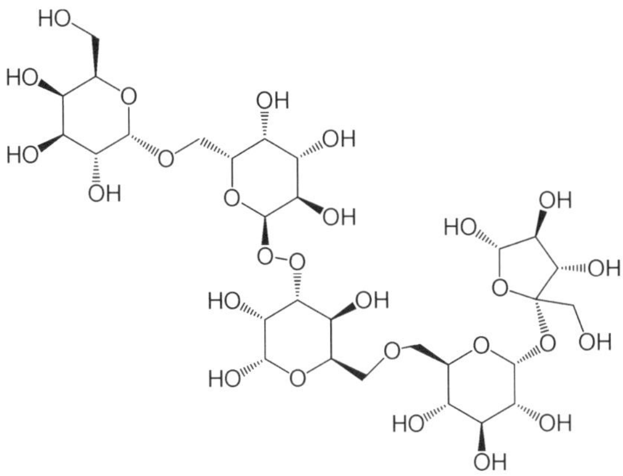

毛蕊花糖（14）

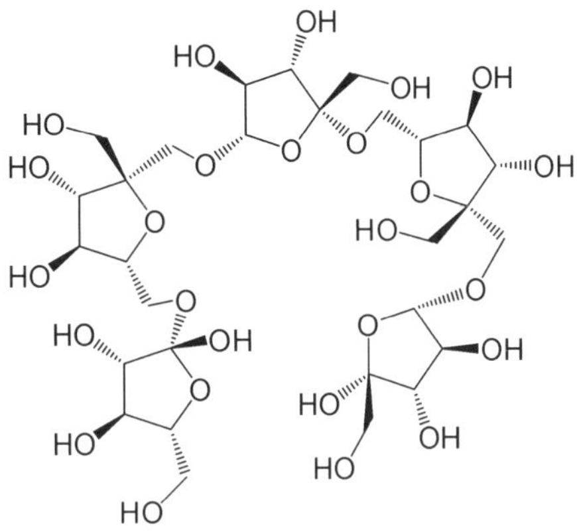

菊糖（16）

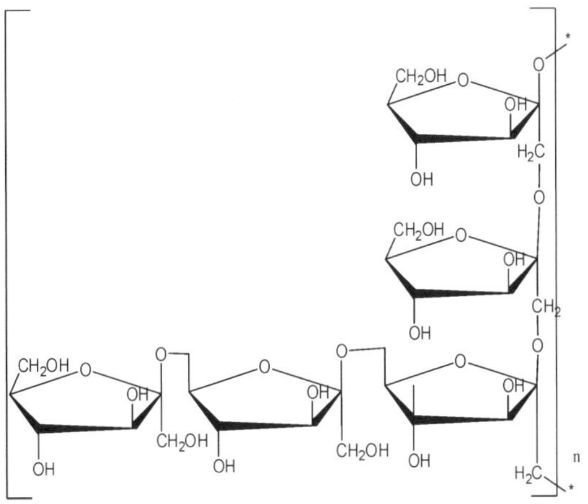

MDG-1基本单位（8）

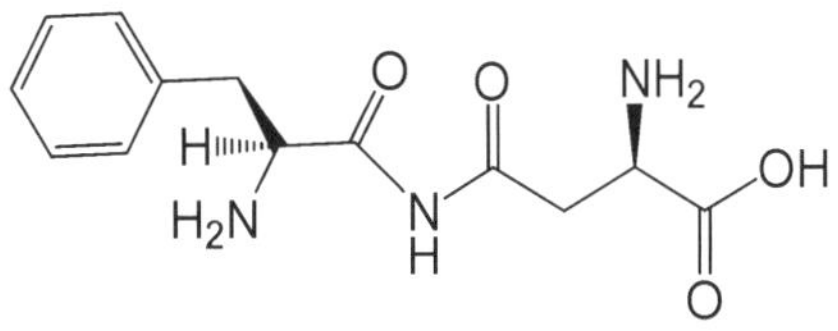

苯丙氨酸-天冬氨酸二肽（17）

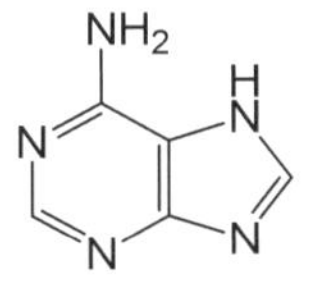

腺嘌呤（18）

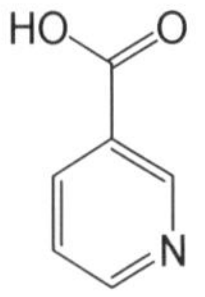

烟碱（19）

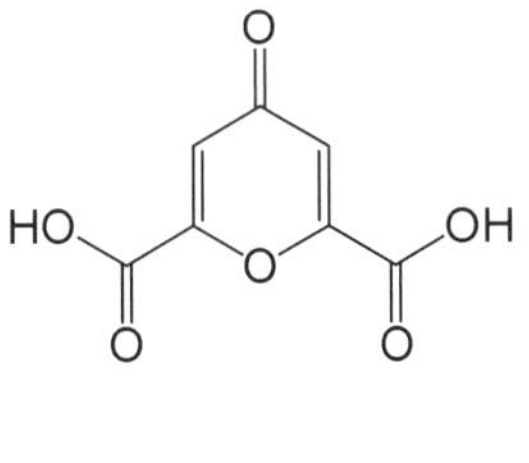

白屈菜酸（20）

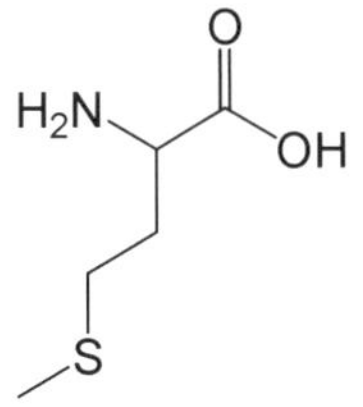

甲硫氨酸（21）

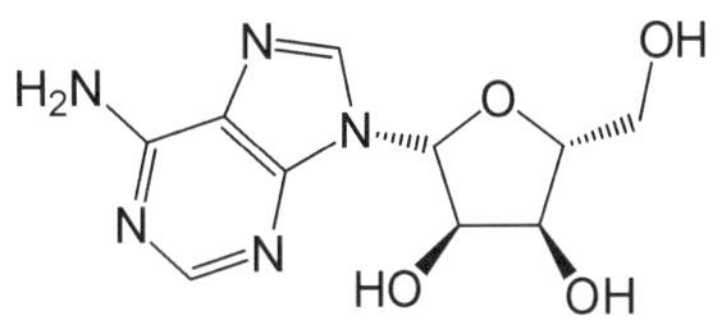

腺嘌呤核苷（24）

（B）

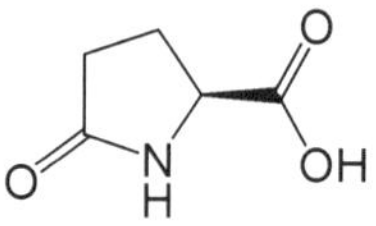

焦谷氨酸（22）

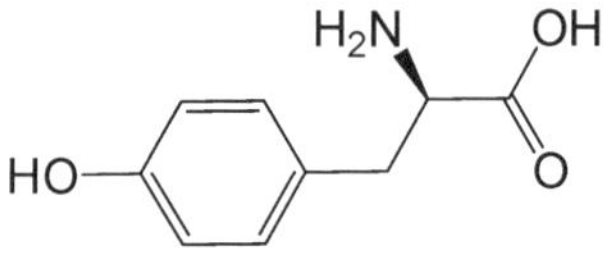

酪氨酸（25）

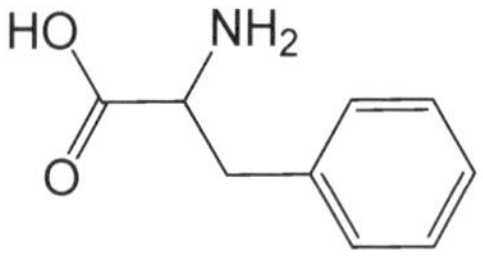

苯丙氨酸（28）

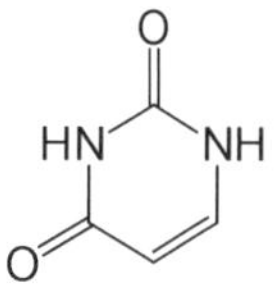

尿嘧啶（23）

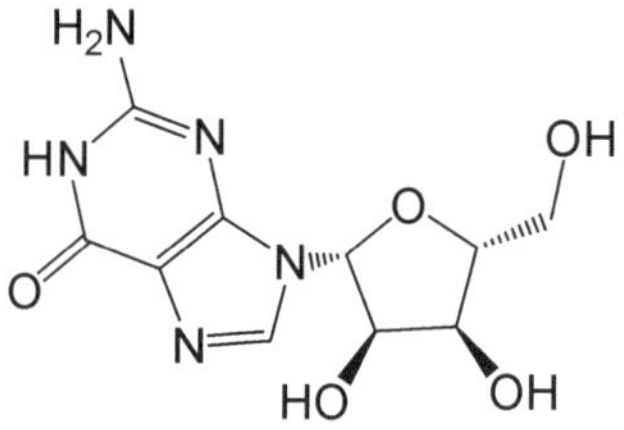

鸟苷（26）

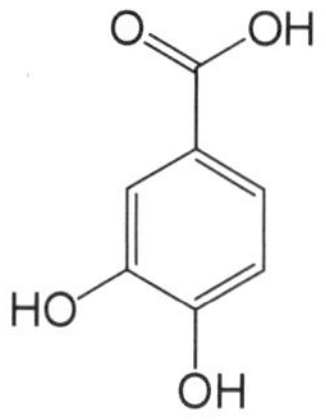

原儿茶酸（31）

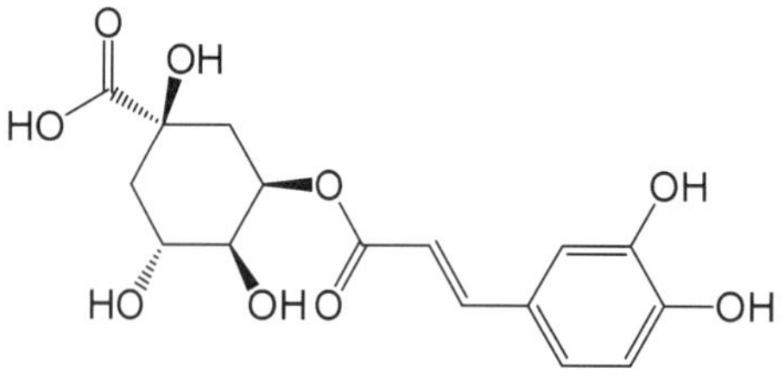

新绿原酸（30）

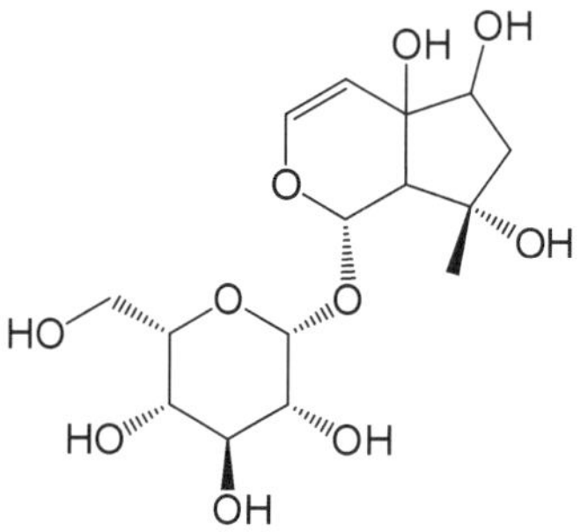

哈巴苷（27）

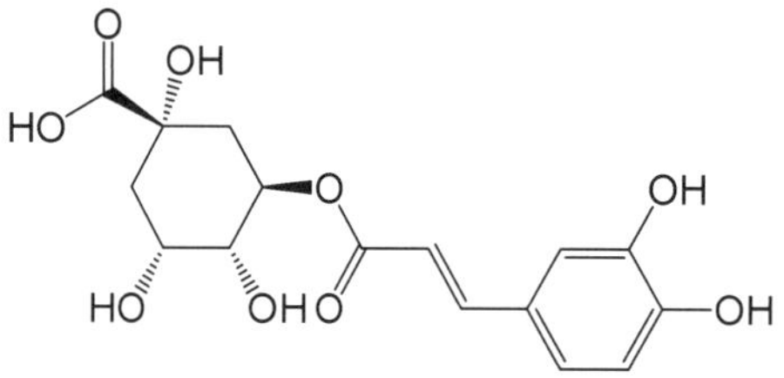

绿原酸（34）

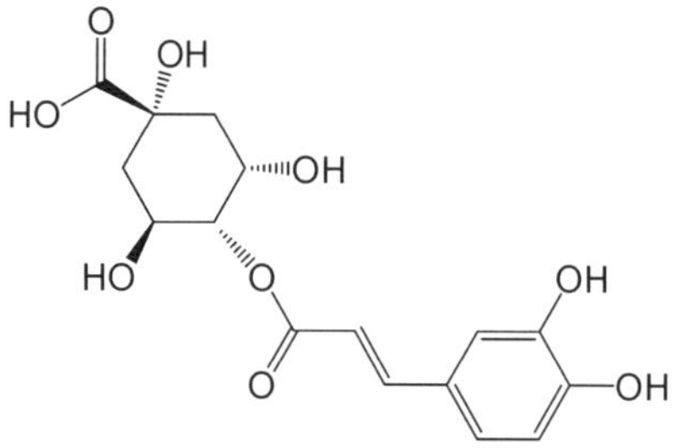

隐绿原酸（35）

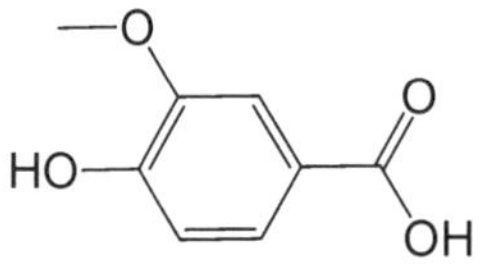

香草酸（29）

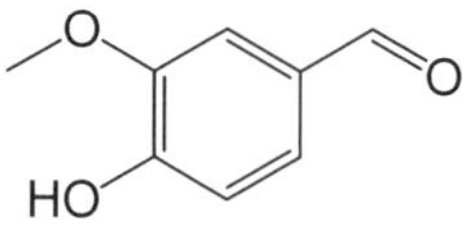

香草醛（36）

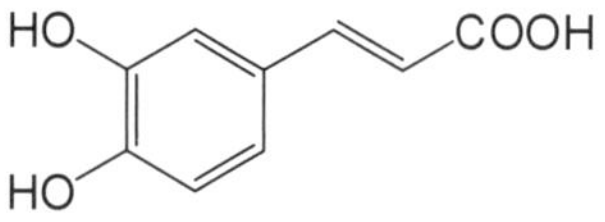

咖啡酸（37）

（C）

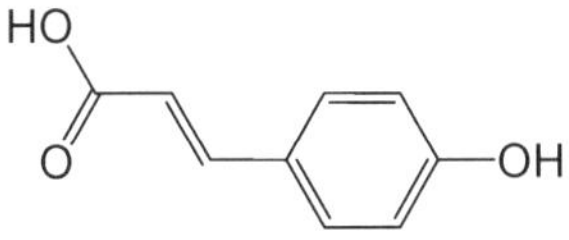

对羟基肉桂酸（39） 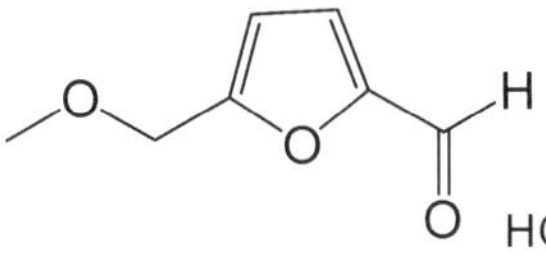　　5-甲氧基甲基糠醛（33）5-(p-coumaroyl)quinicacid（38）

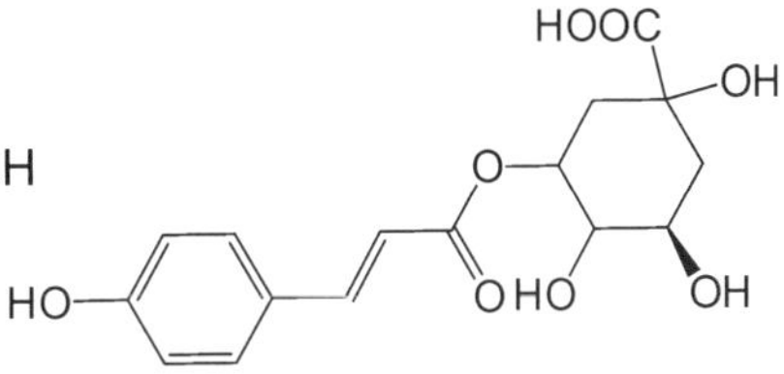

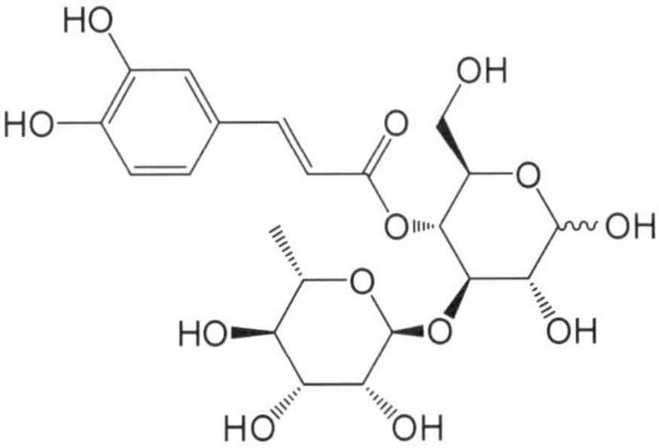

肉苁蓉苷F（33） 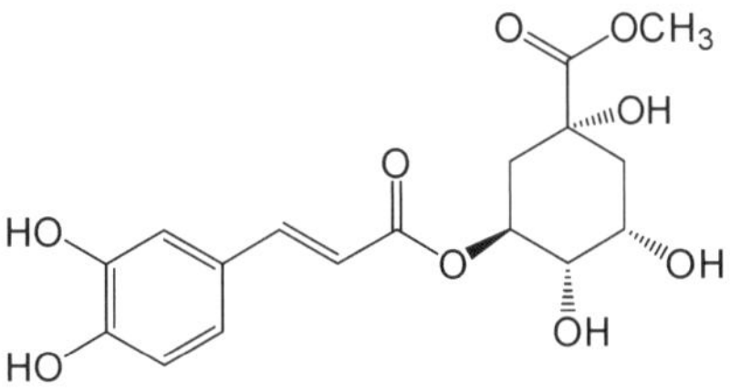　　　　　　　3-O-咖啡酰奎宁酸甲酯（40）

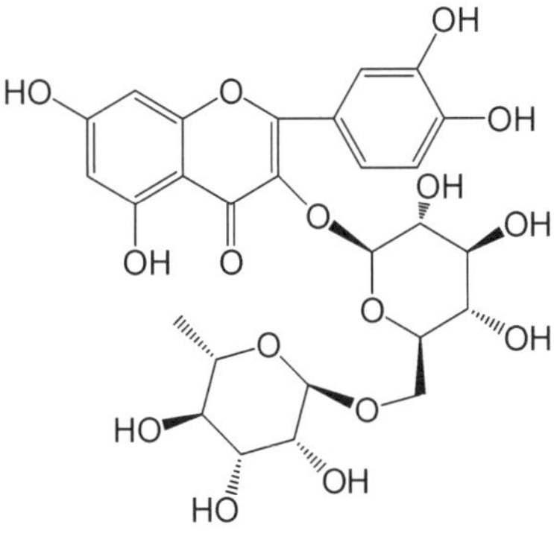

芦丁（42） 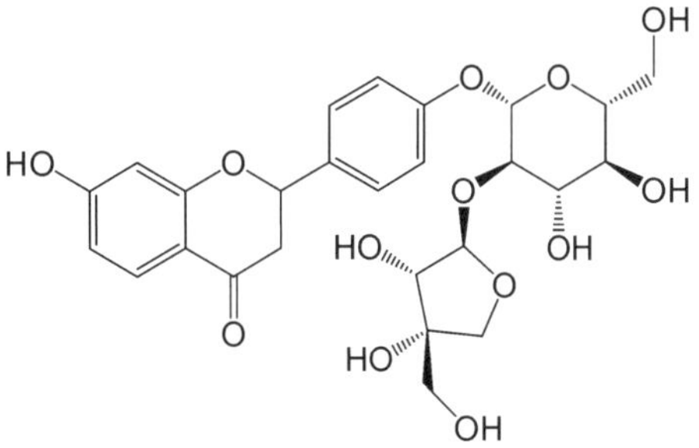　　　　　　　　　　芹糖甘草苷（43）

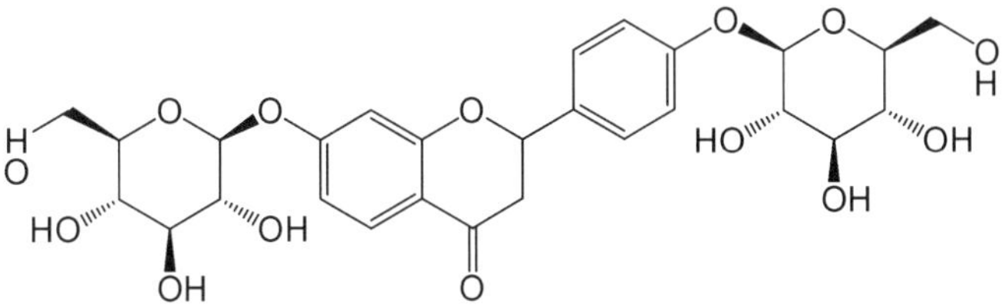

甘草苷元-7,4'-二葡萄糖（41） 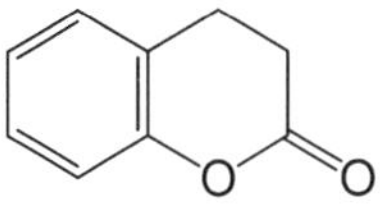　　　　　二氢香豆素（61）

（D）

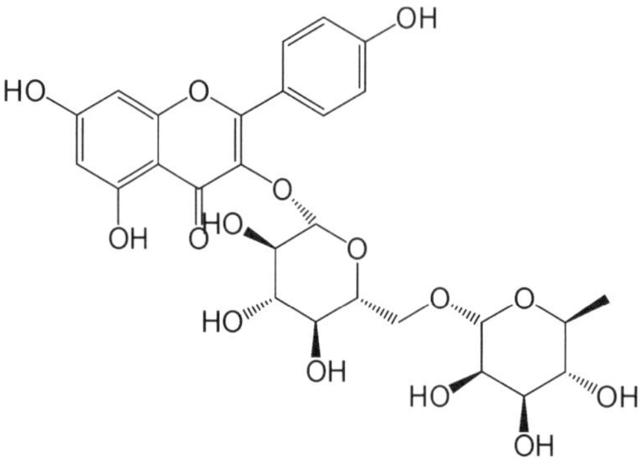

山奈酚-3-O-芸香糖苷（45）

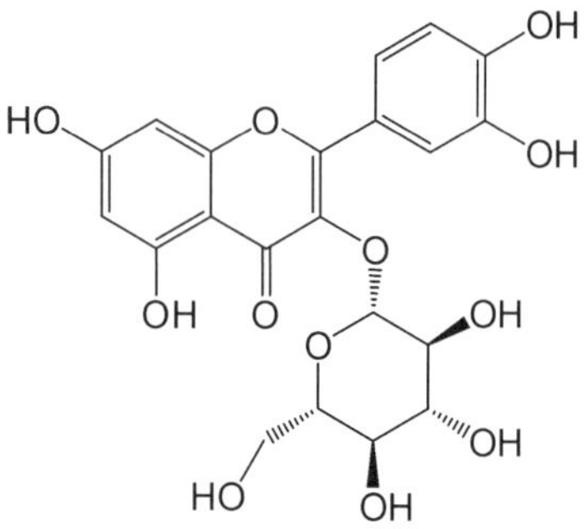

异槲皮苷（48）

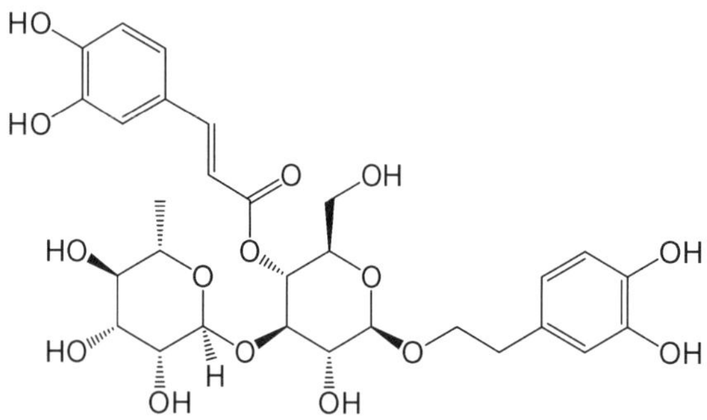

麦角甾苷（46）

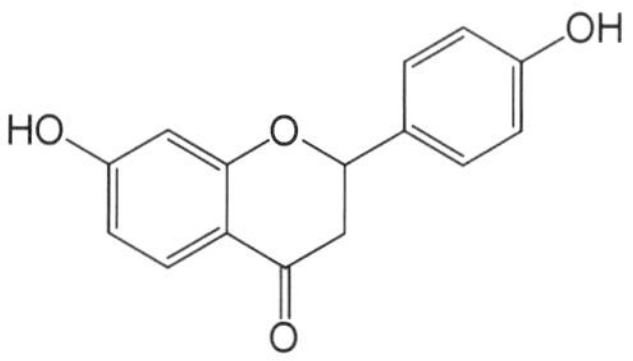

甘草素（63）

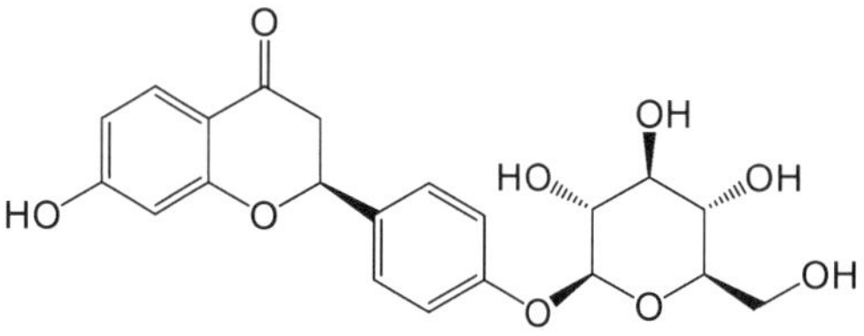

甘草苷（47）

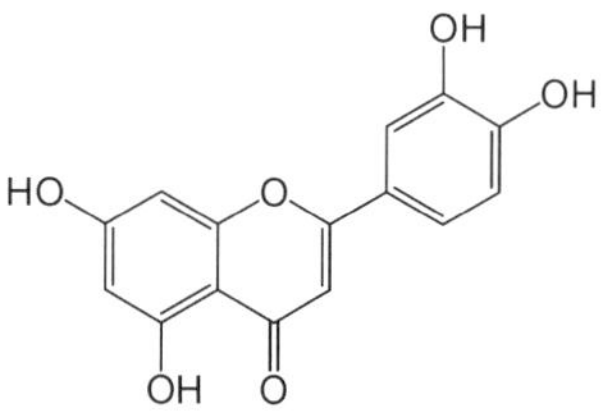

木犀草素（65）

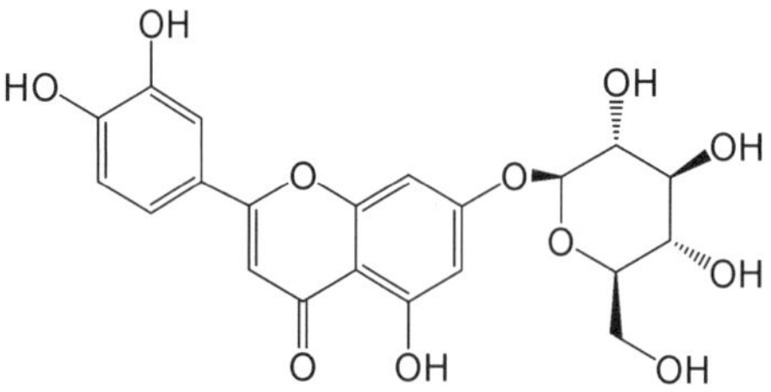

木犀草苷（49）

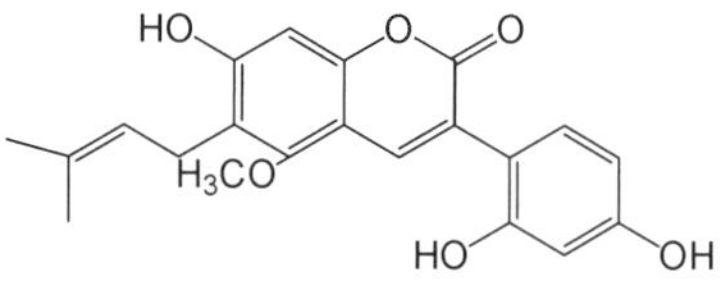

甘草香豆精（81）

（E）

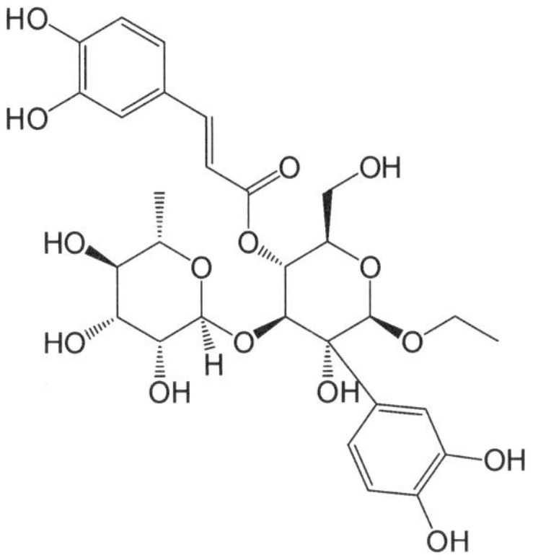

异麦角甾苷（50）

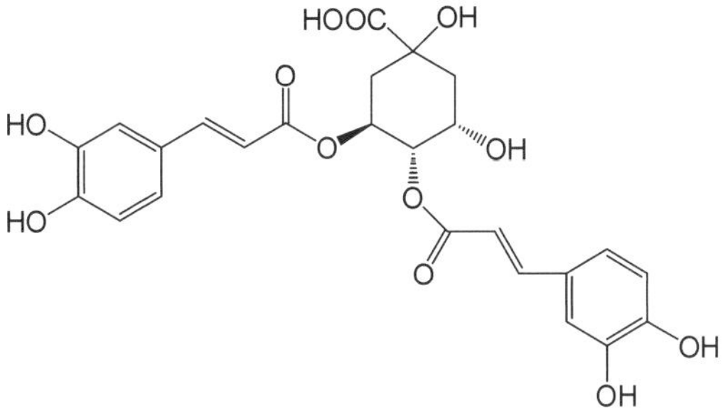

3,4-二咖啡奎尼酸（51）

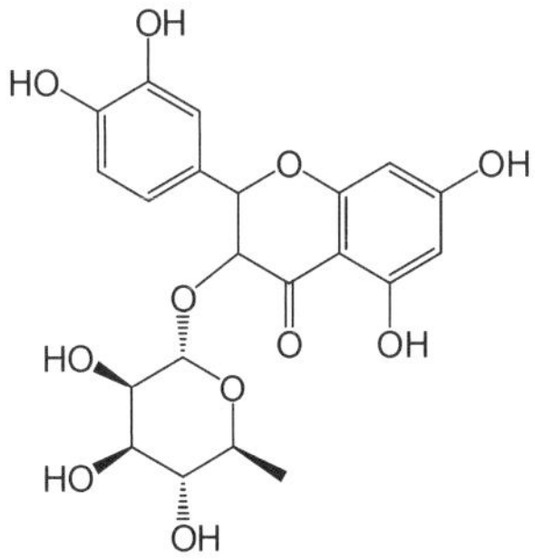

槲皮苷（52）

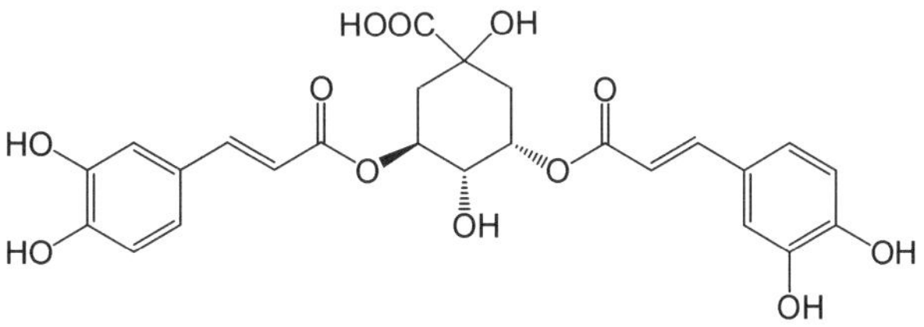

3,5-二咖啡奎尼酸（53）

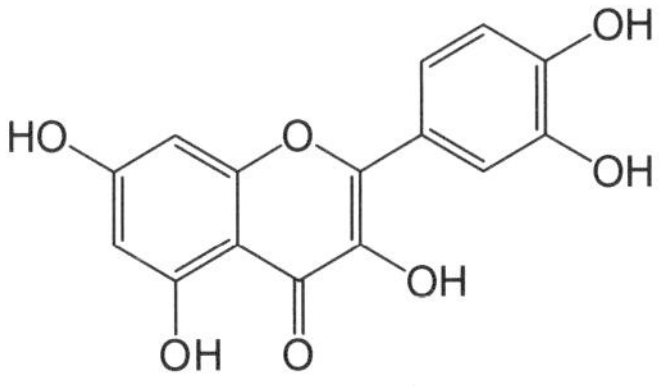

槲皮素（69）

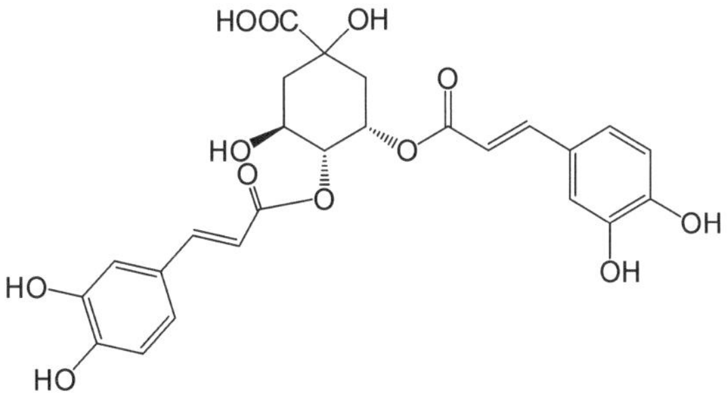

4,5-二咖啡奎尼酸（56）

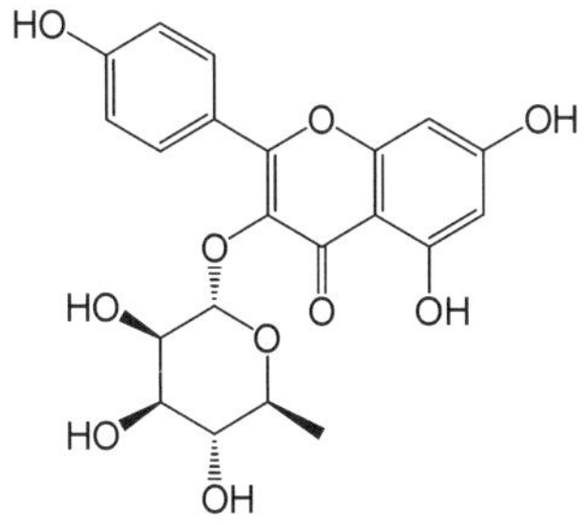

山奈黄苷（55）

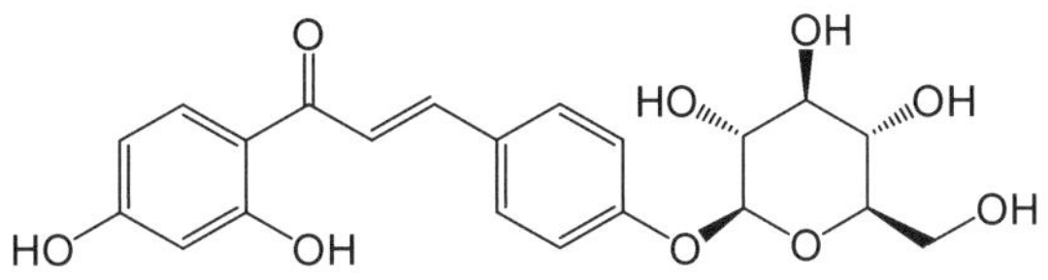

异甘草苷（59）

（F）

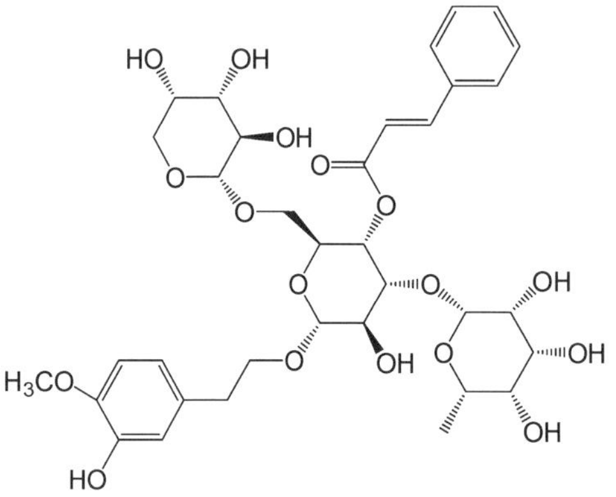

安格洛苷C（54）

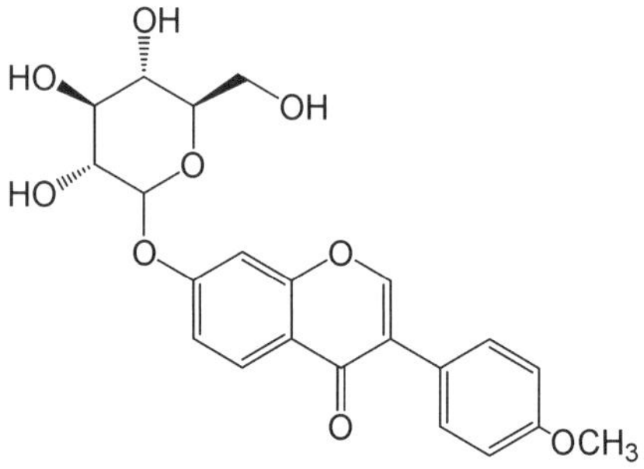

芒柄花苷（58）

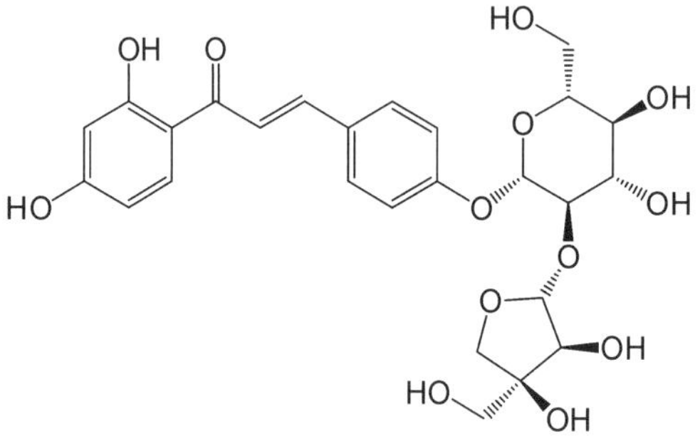

芹糖异甘草苷（57）

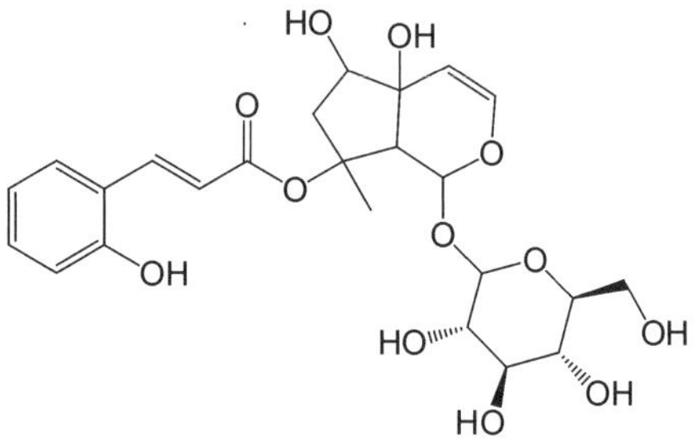

哈巴俄苷（60）

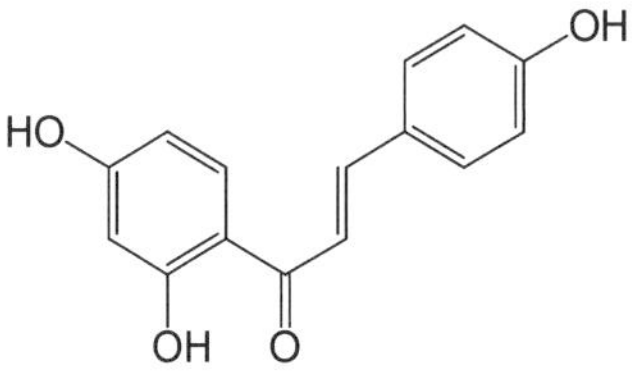

异甘草素（79）

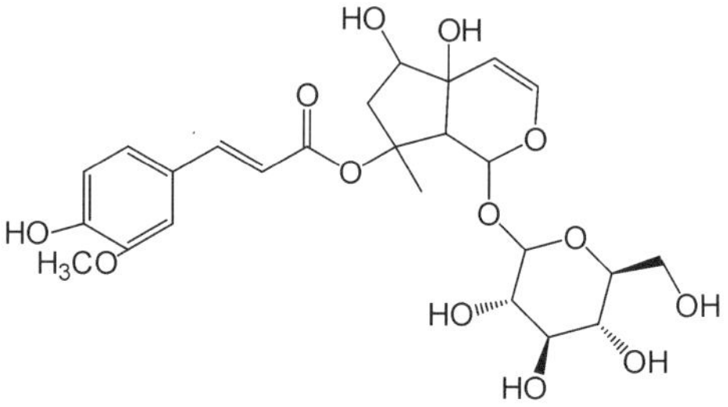

8-O-阿魏酰哈帕苷（62）

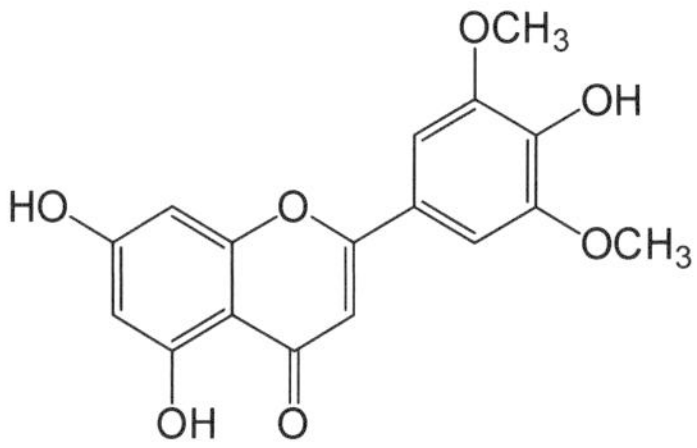

苜蓿素（73）

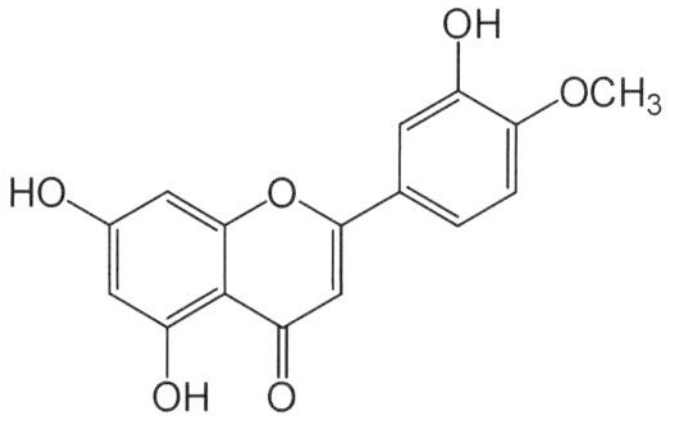

香叶木素（75）

（G）

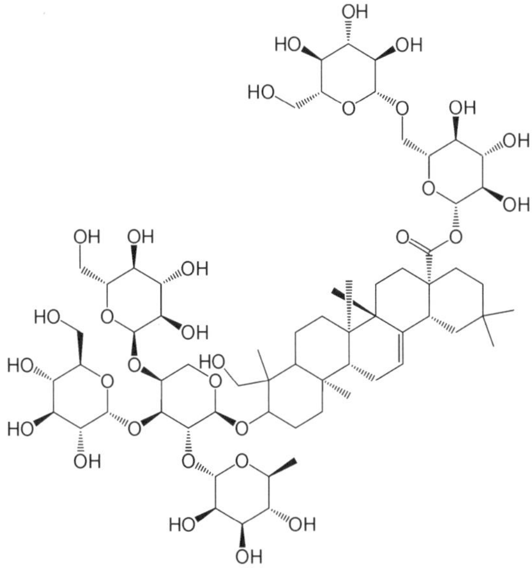

灰毡毛忍冬皂苷乙（64）

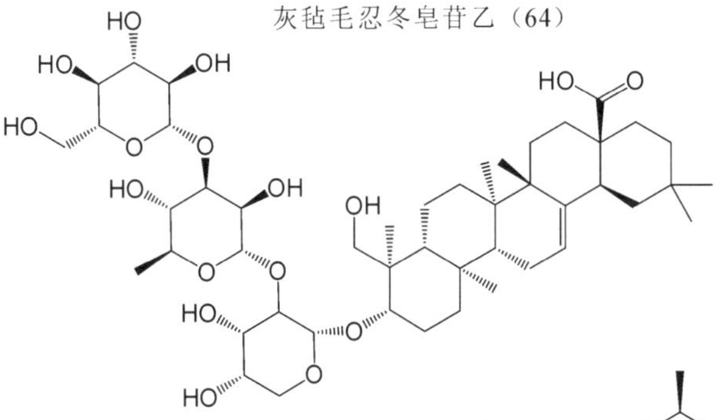

灰毡毛忍冬次皂苷甲（66）

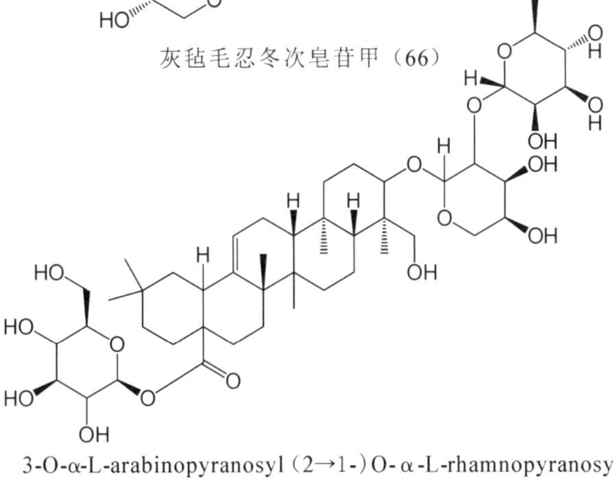

3-O-α-L-arabinopyranosyl（2→1-）O-α-L-rhamnopyranosyl-
hederagenin-28-O-β-D-glucopyranosylester（68）

（H）

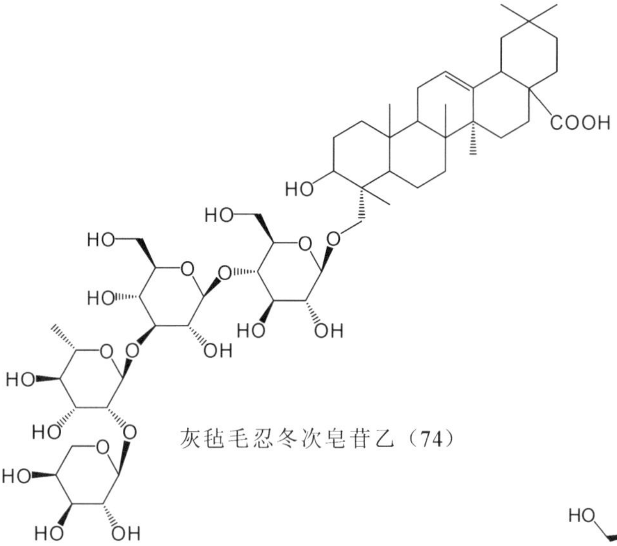

灰毡毛忍冬次皂苷乙（74）

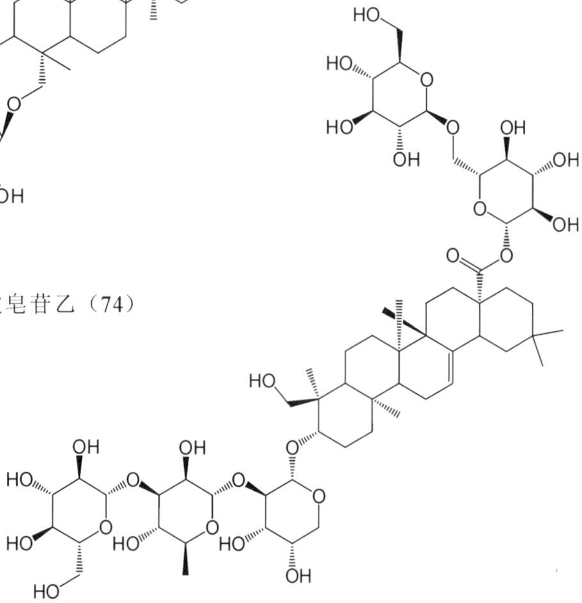

灰毡毛忍冬皂苷甲（67）

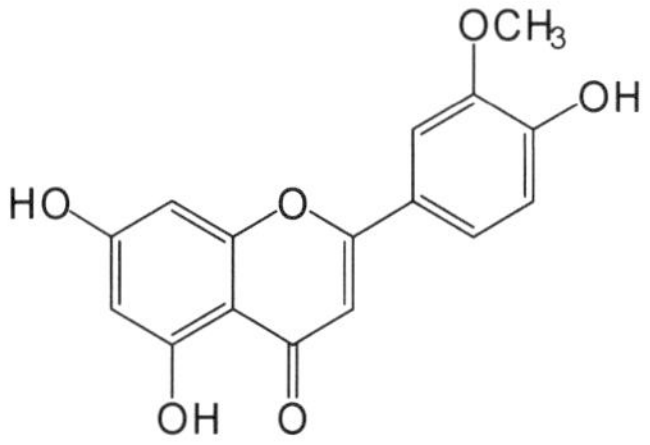

3'-甲氧基-4',5,7-三羟基黄酮（77）

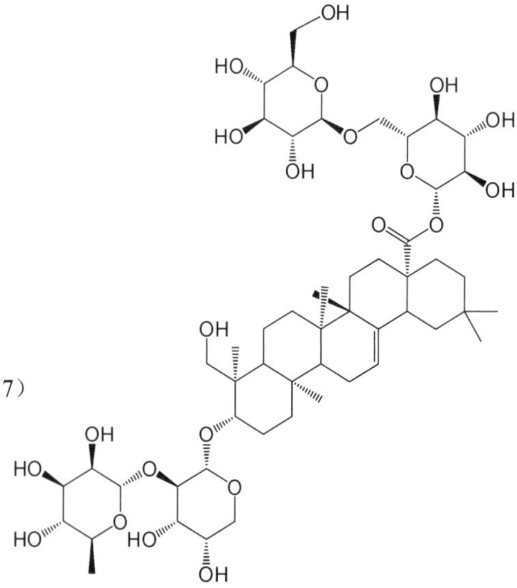

川续断皂苷乙（70）

（I）

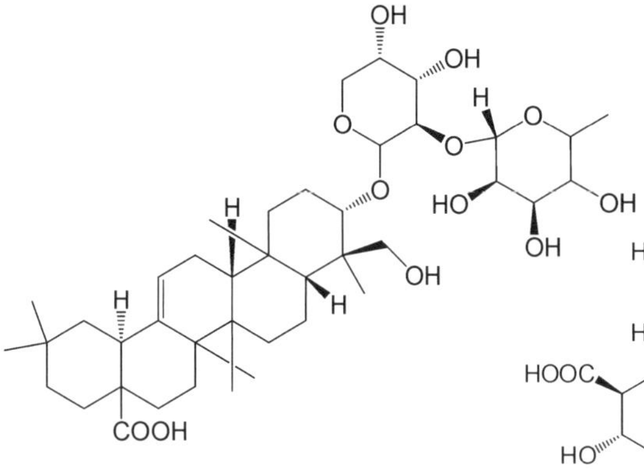

3-O-[α-L-Rha-（1→2）-β-D-
arabinopyranosyl]hederagenin（71）

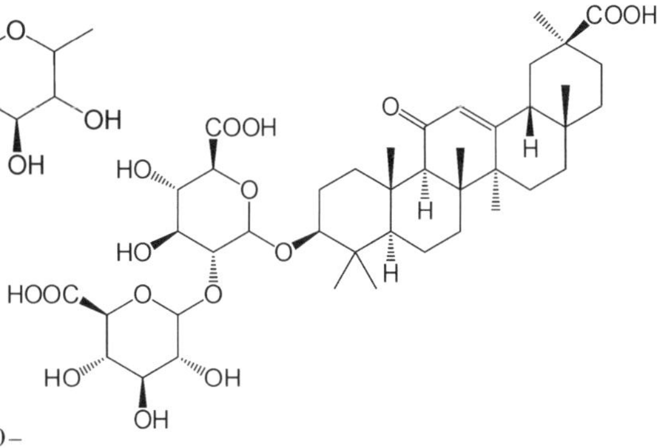

甘草酸（78）

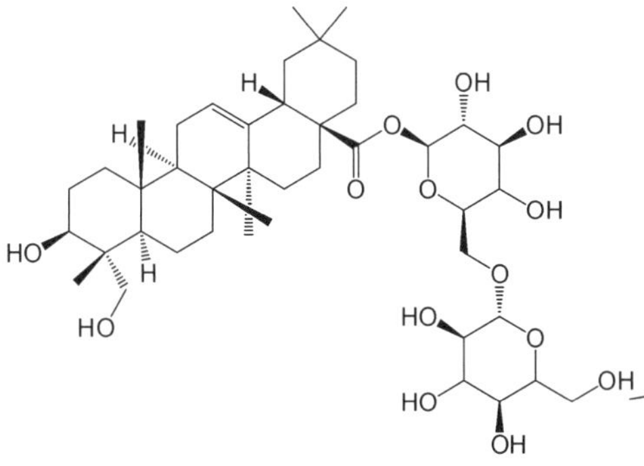

8-O-[β-D-Glc-(1→6)-β-D-Glc]-常春藤皂苷（76）

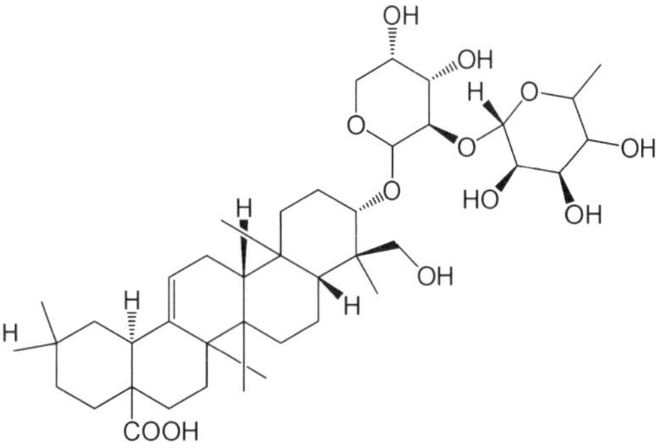

无患子皂苷A（82）

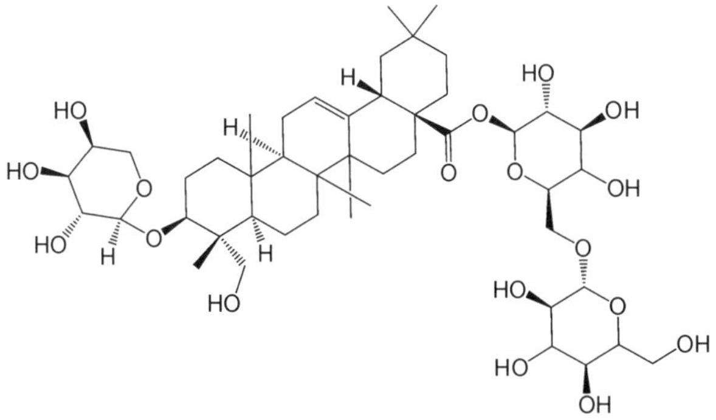

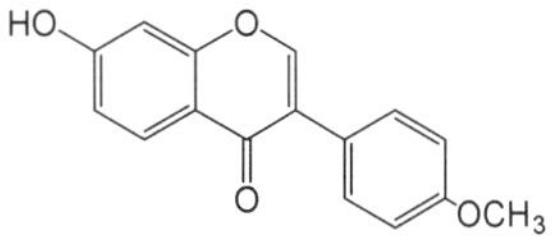

刺芒柄花素（80）

木通皂苷D（72）

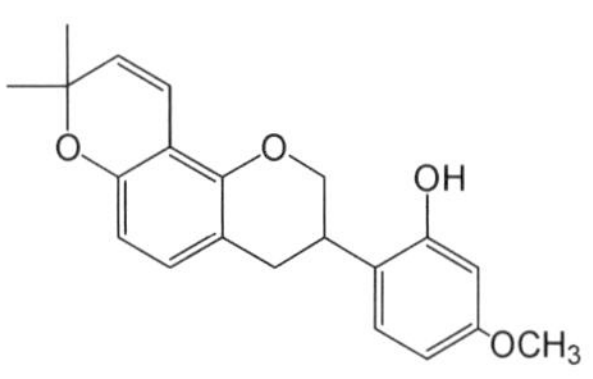

4'-甲基光甘草定（83）

（J）

图 1-8 口炎清中各化合物的结构式

表1-4 口炎清中化合物及其归属

| 编号 | 保留时间/min | 分子式 | [M+H]⁺(偏差,10⁻⁶) | [M-H]⁻(偏差,10⁻⁶) | 正模式下主要裂解碎片 | 负模式下主要裂解碎片 | 化合物 | 归属 |
|---|---|---|---|---|---|---|---|---|
| 1 | 5.28 | $C_6H_{14}N_2O_2$ | 147.1128 (-0.4) | — | 130.0867 [M+H-NH$_3$]$^+$, 84.0826 [M+H-NH$_3$-HCOOH]$^+$, 67.0566 [M+H-2NH$_3$-HCOOH]$^+$ | — | 赖氨酸 | 天冬、麦冬 |
| 2 | 5.63 | $C_6H_{14}N_4O_2$ | 175.1190 (0.0) | 173.1058 (+8.1) | 158.0934 [M+H-NH$_3$]$^+$, 130.0985 [M+H-NH$_3$-CO]$^+$, 116.0716 [M+H-CN$_3$H$_5$]$^+$, 70.0681 [M+H-CN$_3$H$_5$-HCOOH]$^+$, 60.0594 | 156.0767 [M-H-NH$_3$]$^-$, 131.0827 [M-H-C$_3$H$_6$]$^-$ | 精氨酸 | 天冬、麦冬 |
| 3 | 5.74 | $C_4H_8N_2O_3$ | 133.0606 (+0.3) | — | 116.0336 [M+H-NH$_3$]$^+$, 87.0565 [M+H-HCOOH]$^+$, 74.0259 [M+H-C$_2$H$_5$NO]$^+$, 70.0312 [M+H-HCOOH-NH$_3$]$^+$ | — | L-天冬酰胺 | 天冬、麦冬 |
| 4 | 5.84 | $C_4H_7NO_4$ | | 132.0315 (+9.7) | | 115.0045 [M-H-NH$_3$]$^-$, 88.0413 [M-H-CO$_2$]$^-$, 71.0154 [M-H-CO$_2$-NH$_3$]$^-$ | 天冬氨酸 | 天冬、麦冬 |
| 5 | 5.89 | $C_5H_{13}NO$ | 104.1074 (+3.5) | — | 60.0836 [M+H-C$_2$H$_4$O]$^+$, 58.0681 [M+H-H$_2$O-C$_2$H$_4$]$^+$ | — | 胆碱 | 天冬、麦冬 |

续上表

| 编号 | 保留时间/min | 分子式 | $[M+H]^+$ $[M-H]^-$ (偏差,$10^{-6}$)(偏差,$10^{-6}$) | 正模式下主要裂解碎片 | 负模式下主要裂解碎片 | 化合物 | 归属 |
|---|---|---|---|---|---|---|---|
| 6 | 6.14 | $C_6H_{13}N_3O_3$ | 176.1029 (−0.5) | 159.0765 $[M+H-NH_3]^+$, 113.0709 $[M+H-NH_3-HCOOH]^+$, 70.0673 $[M+H-NH_3-CO_2-CH_3NO]^+$ | — | 瓜氨酸 | 天冬、麦冬 |
| 7 | 6.21 | $C_4H_9NO_2$ | 104.0709 (−0.1) | 87.0457 $[M+H-NH_3]^+$, 69.0359 $[M+H-NH_3-H_2O]^+$, 60.0835 $[M+H-CO_2]^+$ | — | γ-氨基丁酸 | 天冬、麦冬 |
| 8 | 6.46 | $C_{30}H_{52}O_{26}$ | 827.2671 (−0.3) | | 545.1759 $[M-H-C_{10}H_{18}O_9]^-$, 383.1197 $[M-H-C_{10}H_{18}O_9-Glc]^-$, 179.0539 $[M-H-4Glc]^-$ | MDG-1基本单元 | 麦冬 |
| 9 | 6.51 | $C_7H_7NO_2$ | 138.0550 (+0.7) | 94.0662 $[M+H-CO_2]^+$, 92.0506 $[M+H-HCOOH]^+$, 78.0355 $[M+H-CO_2-CH_4]^+$, 65.0412 $[M+H-CO_2-NCH_3]^+$ | — | 巴碱 | 山银花、甘草 |
| 10 | 6.59 | $C_5H_9NO_2$ | 116.0709 (+0.8) | 70.0677 $[M+H-HCOOH]^+$, 68.0521 | — | 脯氨酸 | 天冬、麦冬 |

续上表

| 编号 | 保留时间/min | 分子式 | [M+H]+ (偏差,10^{-6}) | [M-H]- (偏差,10^{-6}) | 正模式下主要裂解碎片 | 负模式下主要裂解碎片 | 化合物 | 归属 |
|---|---|---|---|---|---|---|---|---|
| 11 | 6.64 | $C_{24}H_{42}O_{21}$ | — | 665.2142 (+0.9) | — | 485.1530 [M-H-Glc-H_2O]^-, 383.1197 [M-H-Glc-C_4H_8O_4]^-, 341.1085 [M-H-2Glc]^-, 179.0558 [M-H-3Glc]^- | 水苏糖 | 天冬、麦冬、甘草 |
| 12 | 6.75 | $C_{10}H_{17}N_3O_6$ | 276.1188 (-0.8) | — | 147.0763 [M+H-C_5H_7NO_3]^+, 130.0497 [M+H-C_5H_{10}N_2O_3]^+ | — | 谷氨酸-谷氨酰胺 | 天冬、麦冬 |
| 13 | 6.82 | $C_{12}H_{22}O_{11}$ | — | 341.1088 (+0.7) | — | 179.0560 [M-H-Glc]^-, 161.0459 [M-H-Glc-H_2O]^-, 119.0346,89.0249 | 蔗糖/麦芽糖 | 天冬、麦冬 |
| 14 | 6.85 | $C_{30}H_{52}O_{26}$ | — | 827.2671 (-0.3) | — | 545.1759 [M-H-Glc-C_4H_8O_4]^-, 383.1197 [M-H-2Glc-C_4H_8O_4]^- | 毛蕊花糖 | 天冬、玄参 |
| 15 | 6.91 | $C_{18}H_{32}O_{16}$ | — | 503.1610 (+1.1) | — | 383.1205 [M-H-C_4H_8O_4]^-, 341.1092 [M-H-Glc]^-, 221.0650 [M-H-Glc-C_4H_8O_4]^-, 179.0558 [M-H-2Glc]^-, 89.0250 [M-H-2Glc-C_3H_6O_3]^- | 棉子糖 | 天冬、麦冬 |

续上表

| 编号 | 保留时间/min | 分子式 | [M+H]+ (偏差,10^{-6}) | [M-H]- (偏差,10^{-6}) | 正模式下主要裂解碎片 | 负模式下主要裂解碎片 | 化合物 | 归属 |
|---|---|---|---|---|---|---|---|---|
| 16 | 6.98 | $C_{36}H_{62}O_{31}$ | — | 989.3193 (-0.9) | — | 665.2248 [M-H-2Glc]-, 341.1090 [M-H-4Glc]-, 179.0553 [M-H-5Glc]- | 菊糖 | 天冬,麦冬 |
| 17 | 7.00 | $C_{13}H_{16}N_2O_5$ | 281.1129 (-0.9) | — | 264.0857 [M+H-NH_3]+, 237.1244 [M+H-CO_2]+, 192.1020 [M+H-C_3H_7NO_2]+, 166.0864 [M+H-C_4H_5NO_3]+, 133.0506, 72.0456 | — | 苯丙氨酸-天冬氨酸二肽 | 麦冬 |
| 18 | 7.13 | $C_5H_5N_5$ | 136.0619 (+0.6) | — | 119.0358 [M+H-NH_3]+, 92.0252 [M+H-NH_3-HCN]+, 65.0161 [M+H-CH_2N_2-CH_3N]+ | — | 腺嘌呤 | 山银花,甘草,玄参 |
| 19 | 10.21 | $C_6H_5NO_2$ | 124.0396 (+0.6) | — | 106.0289 [M+H-H_2O]+, 80.0514 [M+H-CO_2]+, 78.0357 [M+H-HCOOH]+ | — | 烟碱 | 山银花 |
| 20 | 10.61 | $C_7H_4O_6$ | 185.0082 (+0.7) | 182.9939 (+2.1) | 141.0173 [M+H-CO_2]+, 97.0297 [M+H-2CO_2]+, 71.0152 [M+H-2CO_2-C_2H_2]+ | 139.0038 [M-H-CO_2]-, 68.9988 [M-H-C_4H_2O_4]-, 67.0207 [M-H-2CO_2-CO]- | 白屈菜酸 | 天冬 |

续上表

| 编号 | 保留时间/min | 分子式 | [M+H]+ (偏差,10^{-6})　[M-H]- (偏差,10^{-6}) | 正模式下主要裂解碎片 | 负模式下主要裂解碎片 | 化合物 | 归属 |
|---|---|---|---|---|---|---|---|
| 21 | 10.86 | $C_5H_{11}O_2NS$ | 150.0582 (-1.0) | 133.0298 [M+H-NH₃]⁺, 104.0534 [M+H-HCOOH]⁺, 102.0549 [M+H-CH₄S]⁺, 61.0129 [M+H-C₃H₉NO₂]⁺, 56.0529 [M+H-CH₄S-HCOOH]⁺ | — | 甲硫氨酸 | 天冬、麦冬 |
| 22 | 11.61 | $C_5H_7NO_3$ | 130.0500 (+1.1) | 84.0461 [M+H-HCOOH]⁺, 56.0531 [M+H-HCOOH-CO]⁺ | — | 焦谷氨酸 | 天冬、山银花、甘草 |
| 23 | 12.16 | $C_4H_4N_2O_2$ | 113.0348 (+1.8) | 96.0090 [M+H-NH₃]⁺, 70.0309 [M+H-CHNO]⁺ | — | 尿嘧啶 | 山银花、甘草 |
| 24 | 12.81 | $C_{10}H_{13}N_5O_4$ | 268.1043 (+1.0) | 136.0620 [M+H-Rib]⁺, 119.0357 [M+H-Rib-NH₃]⁺, 165.0543 [M+H-NH₃]⁺, 147.0435 [M+H-NH₃-H₂O]⁺ | — | 腺嘌呤核苷 | 玄参 |
| 25 | 12.95 | $C_9H_{11}NO_3$ | 182.0811 (-0.2) | 136.0755 [M+H-HCOOH]⁺, 119.0490 [M+H-HCOOH-NH₃]⁺, 91.0553 [M+H-HCOOH-NH₃-CO]⁺, 77.0403,65.04111 | — | 酪氨酸 | 天冬、麦冬 |
| 26 | 13.37 | $C_{10}H_{13}N_5O_5$ | 284.0992 (+0.9) | 152.0569 [M+H-Rib]⁺, 135.0298 [M+H-Rib-NH₃]⁺ | — | 鸟苷 | 玄参 |

续上表

| 编号 | 保留时间/min | 分子式 | [M+H]⁺ (偏差,10⁻⁶) | [M−H]⁻ (偏差,10⁻⁶) | 正模式下主要裂解碎片 | 负模式下主要裂解碎片 | 化合物 | 归属 |
|---|---|---|---|---|---|---|---|---|
| 27 | 16.27 | $C_{15}H_{24}O_{10}$ | — | 363.1291 (+0.9) | — | 201.0759 $[M-H-Glc]^-$, 183.0656 $[M-H-Glc-H_2O]^-$, 165.0549 $[M-H-Glc-2H_2O]^-$, 139.0388 $[M-H-Glc-2H_2O-C_2H_2]^-$ | 哈巴苷 | 玄参 |
| 28 | 17.03 | $C_9H_{11}NO_2$ | 166.0864 (+0.9) | 164.0725 (+4.6) | 120.0816 $[M+H-HCOOH]^+$, 103.0554 $[M+H-HCOOH-NH_3]^+$ | 147.0445 $[M-H-NH_3]^-$, 103.0555 $[M-H-NH_3-CO_2]^-$, 72.0096 | 苯丙氨酸 | 天冬,麦冬,玄参 |
| 29 | 19.16 | $C_8H_8O_4$ | — | 167.0361 (+1.2) | — | 123.0445 $[M-H-CO_2]^-$, 93.0351 $[M-H-CO_2-OCH_2]^-$ | 香草酸 | 麦冬,甘草 |
| 30 | 21.83 | $C_{16}H_{18}O_9$ | 355.1025 (+0.3) | 353.0877 (−0.2) | 163.0396 $[M+H-C_7H_{12}O_6]^+$, 145.0288 $[M+H-C_7H_{12}O_6-H_2O]^+$, 117.0342 $[M+H-C_7H_{12}O_6-H_2O-CO]^+$, 89.0402 $[M+H-C_7H_{12}O_6-H_2O-2CO]^+$ | 191.0557 $[M-H-C_9H_6O_3]^-$, 179.0344 $[M-H-C_7H_{10}O_5]^-$, 135.0450 $[M-H-C_7H_{10}O_5-CO_2]^-$ | 新绿原酸 | 山银花 |

续上表

| 编号 | 保留时间/min | 分子式 | $[M+H]^+$ (偏差,$10^{-6}$) $[M-H]^-$ (偏差,$10^{-6}$) | 正模式下主要裂解碎片 | 负模式下主要裂解碎片 | 化合物归属 | 属 |
|---|---|---|---|---|---|---|---|
| 31 | 22.40 | $C_7H_6O_4$ | 155.0339 (0) 153.0195 (+0.9) | 137.0242 $[M+H-H_2O]^+$, 109.0279 $[M+H-H_2O-CO]^+$ | 109.0280 $[M-H-CO_2]^-$, 91.0178 $[M-H-CO_2-H_2O]^-$ | 原儿茶酸 | 山银花 |
| 32 | 22.76 | $C_{21}H_{28}O_{13}$ | 511.1404 (−3.5) 487.1444 (−2.8) | 365.0824 $[M+Na-Rha]^+$ | 179.0338 $[M-H-Rha-Caffeoyl]^-$, 161.0224 $[M-H-Caffeoyl-Rha-H_2O]^-$, 135.0440 $[Caffeic\ acid-CO_2]^-$ | 肉苁蓉苷F | 玄参 |
| 33 | 24.81 | $C_7H_8O_3$ | 141.0547 (0.2) — | 126.0309 $[M+H-CH_3]^+$, 97.0304 $[M+H-CH_4-CO]^+$, 81.0682 $[M+H-CH_4O-CO]^+$, 71.0144, 55.0230 | — | 5-甲氧基甲基糠醛 | 天冬 |
| 34 | 28.13 | $C_{16}H_{18}O_9$ | 355.1026 (+0.6) 353.0870 (−1.3) | 163.0394 $[M+H-C_7H_{12}O_6]^+$, 145.0290 $[M+H-C_7H_{12}O_6-H_2O]^+$, 117.0344 $[M+H-C_7H_{12}O_6-H_2O-CO]^+$, 89.0405 $[M+H-C_7H_{12}O_6-H_2O-2CO]^+$ | 191.0549 $[M-H-C_9H_6O_3]^-$ | 绿原酸 | 山银花 |

续上表

| 编号 | 保留时间/min | 分子式 | [M+H]+ (偏差,10^{-6}) | [M-H]- (偏差,10^{-6}) | 正模式下主要裂解碎片 | 负模式下主要裂解碎片 | 化合物 | 归属 |
|---|---|---|---|---|---|---|---|---|
| 35 | 29.64 | $C_{16}H_{18}O_9$ | 355.1027 (+0.9) | 353.0869 (-0.5) | 163.0390 $[M+H-C_7H_{12}O_6]^+$, 145.0284 $[M+H-C_7H_{12}O_6-H_2O]^+$, 117.0338 $[M+H-C_7H_{12}O_6-H_2O-CO]^+$ | 191.0548 $[M-H-C_9H_6O_3]^-$, 173.0442 $[M-H-C_9H_6O_3-H_2O]^-$, 135.0441 $[M-H-C_7H_{10}O_5-CO_2]^-$, 93.0345 | 隐绿原酸 | 山银花 |
| 36 | 33.42 | $C_8H_8O_3$ | 153.0546 (-0.2) | 151.0409 (3.1) | 135.1159 $[M+H-H_2O]^+$, 107.0866 $[M+H-H_2O-CO]^+$, 77.0399 $[M+H-2CH_2O]^+$ | 136.0169 $[M-H-CH_3]^-$, 108.0210 $[M-H-CH_3-CO]^-$ | 香草醛 | 甘草、麦冬 |
| 37 | 34.92 | $C_9H_8O_4$ | 181.0409 (-0.7) | 179.0354 (+2.5) | 163.0387 $[M+H-H_2O]^+$, 135.0439 $[M+H-HCOOH]^+$, 89.398 $[M+H-H_2O-CO-HCOOH]^+$ | 135.0446 $[M-H-CO_2]^-$ | 咖啡酸 | 山银花 |
| 38 | 36.14 | $C_{16}H_{18}O_8$ | — | 337.0926 (-0.9) | — | 191.0556 $[M-H-C_9H_6O_2]^-$, 173.0437 $[M-H-C_9H_6O_2-H_2O]^-$, 93.0347 $[M-H-C_{10}H_{12}O_7]^-$ | 5-(p-coumaroyl) quinic acid | 山银花 |
| 39 | 39.11 | $C_9H_8O_3$ | 165.0545 (-0.9) | — | 121.0286 $[M+H-CO_2]^+$, 77.0405 $[M+H-H_2O-C_3H_2O_2]^+$ | — | 对羟基肉桂酸 | 山银 |

续上表

| 编号 | 保留时间/min | 分子式 | [M+H]+ (偏差,10^{-6}) | [M-H]- (偏差,10^{-6}) | 正模式下主要裂解碎片 | 负模式下主要裂解碎片 | 化合物 | 归属 |
|---|---|---|---|---|---|---|---|---|
| 40 | 39.15 | $C_{17}H_{20}O_9$ | — | 367.1014 (-3.8) | — | 191.0552 $[M-H-C_7H_{12}O_5]^-$, 173.0446 $[M-H-C_7H_{12}O_5-H_2O]^-$, 93.0340 $[M-H-C_{11}H_{14}O_7-H_2O]^-$ | 3-O-咖啡酰奎宁酸甲酯 | 山银花 |
| 41 | 43.08 | $C_{27}H_{32}O_{14}$ | 581.1847 (-1.5) | 579.1703 (-1.0) | 419.1332 $[M+H-Glc]^+$, 257.0802 $[M+H-2Glc]^+$, 239.0745 $[M+H-2Glc-H_2O]^+$ | 417.1207 $[M-H-Glc]^-$, 297.0661 $[M-H-C_{14}H_{18}O_6]^-$, 255.0647 $[M-H-2Glc]^-$, 135.0066 $[M-H-2Glc-RDA]^-$ | 甘草苷元-7,4'-二葡萄糖苷 | 甘草 |
| 42 | 45.99 | $C_{27}H_{30}O_{16}$ | 611.1601 (-1.4) | 609.1447 (-1.9) | 465.1076 $[M+H-Rha]^+$, 303.0502 $[M+H-Glc-Rha]^+$, 287.0603,229.0507,85.0248 | 300.0258 $[M-H-Glc-Rha]^-$, 271.0244 $[M-H-Glc-Rha-CH_2O]^-$ | 芦丁 | 山银花 |
| 43 | 47.09 | $C_{26}H_{30}O_{13}$ | 551.1742 (-1.0) | 549.1610 (-0.7) | 419.1273 $[M+H-Api]^+$, 257.0794 $[M+H-Api-Glc]^+$, 145.0480, 137.0230 $[M-H-C_{19}H_{26}O_{10}]^-$ | 255.0659 $[M-H-Api-Glc]^-$, 135.0084 $[M-H-C_{19}H_{26}O_{10}]^-$ | 芹糖甘草苷 | 甘草 |
| 44 | 48.08 | $C_{21}H_{20}O_{12}$ | — | 463.0864 (+3.7) | — | 301.0350 $[M-H-Glc]^-$, 151.0026 $[M-H-C_{14}H_{16}O_8]^-$, 107.0142 $[M-H-C_{14}H_{16}O_8-CO_2]^-$ | 异槲皮苷同分异构体 | 山银花 |

续上表

| 编号 | 保留时间/min | 分子式 | [M+H]$^+$（偏差,10$^{-6}$） | [M-H]$^-$（偏差,10$^{-6}$） | 正模式下主要裂解碎片 | 负模式下主要裂解碎片 | 化合物 | 归属 |
| --- | --- | --- | --- | --- | --- | --- | --- | --- |
| 45 | 48.23 | C$_{27}$H$_{30}$O$_{15}$ | 595.1643 (-0.7) | 593.1491 (-3.4) | 287.0541 [M+H-Rut]$^+$ | 285.0388 [M-H-Rut]$^-$ | 山柰酚-3-O-芸香糖苷 | 山银花 |
| 46 | 48.33 | C$_{29}$H$_{36}$O$_{15}$ | — | 623.1976 (-0.9) | — | 461.1678 [M-H-O-Rha]$^-$, 161.0235 [M-H-Rha-C$_8$H$_9$O$_2$-C$_9$H$_7$O$_4$]$^-$, 133.0289 [M-H-Rha-C$_8$H$_9$O$_2$-C$_9$H$_7$O$_4$-CO]$^-$ | 麦角甾苷 | 玄参 |
| 47 | 48.41 | C$_{21}$H$_{22}$O$_9$ | 419.1334 (-0.7) | 417.1189 (-0.6) | 257.0803 [M+H-Glc]$^+$, 137.0224 [M+H-C$_{14}$H$_{18}$O$_6$]$^+$ | 255.0645 [M-H-Glc]$^-$, 135.0073 [M-H-Glc-RAD]$^-$, 119.0489 | 甘草苷 | 甘草 |
| 48 | 49.18 | C$_{21}$H$_{20}$O$_{12}$ | 465.1027 (-0.1) | 463.0876 (-1.2) | 303.0489 [M+H-Glc]$^+$ | 301.0351 [M-H-Glc]$^-$, 271.0240 [M-Glc-CH$_2$O]$^-$, 255.0285 [M-H-Glc-O-CH$_2$O]$^-$, 151.0016 [M-H-Glc-RDA]$^-$ | 异槲皮苷 | 甘草 |
| 49 | 49.25 | C$_{21}$H$_{20}$O$_{11}$ | 449.1077 (-0.3) | 447.0917 (-2.3) | 287.0554 [M+H-Glc]$^+$ | 285.0404 [M-H-Glc]$^-$ | 木犀草苷 | 山银花,甘草 |

续上表

| 编号 | 保留时间/min | 分子式 | [M+H]+（偏差,10^{-6}）/[M-H]-（偏差,10^{-6}） | 正模式下主要裂解碎片 | 负模式下主要裂解碎片 | 化合物 | 归属 |
|---|---|---|---|---|---|---|---|
| 50 | 52.22 | $C_{29}H_{36}O_{15}$ | 623.1975 (-1.0) | — | 461.1675 $[M-H-O-Rha]^-$, 161.0238 $[M-H-C_{20}H_{28}O_{11}-H_2O]^-$, 135.0440 $[M-H-C_{20}H_{28}O_{11}-H_2O-C_2H_2]^-$ | 异麦角甾苷/异毛蕊花糖苷 | 玄参 |
| 51 | 53.10 | $C_{25}H_{24}O_{12}$ | 517.1335 (-1.0) / 515.1188 (-1.3) | 499.1231 $[M+H-H_2O]^+$, 163.0389 $[M+H-C_6H_{18}O_9]^+$, 145.0286 $[M+H-C_6H_{18}O_9-H_2O]^+$ | 353.0861 $[M-H-C_9H_6O_3]^-$, 191.0546 $[M-H-2C_9H_6O_3]^-$, 173.0439 $[M-H-2C_9H_6O_3-H_2O]^-$, 285.0387 $[M-H]^-$ | 3,4-二咖啡酰奎宁酸 | 山银花 |
| 52 | 55.23 | $C_{21}H_{20}O_{11}$ | 449.1077 (-0.3) / 447.0919 (-3.2) | 287.0552 $[M+H-Glc]^+$ | 255.0284 $[M-H-Glc-CH_2O]^-$, 227.0327 $[M-H-Glc-CH_2O-CO]^-$ | 槲皮苷 | 山银花 |
| 53 | 55.74 | $C_{25}H_{24}O_{12}$ | 517.1325 (-0.6) / 515.1177 (-2.1) | 499.1229 $[M+H-H_2O]^+$, 163.0390 $[M+H-C_6H_{18}O_9]^+$, 145.0280 $[M+H-C_6H_{18}O_9-H_2O]^+$ | 353.0867 $[M-H-C_9H_6O_3]^-$, 191.0547 $[M-H-2C_9H_6O_3]^-$, 173.0336 $[M-H-2C_9H_6O_3-H_2O]^-$ | 3,5-二咖啡酰奎宁酸 | 山银花 |
| 54 | 56.82 | $C_{36}H_{48}O_{19}$ | 807.2675 (-0.9) / 783.2723 (+0.7) | 807.2675 $[M+Na]^+$ | 607.2276 $[M-H-C_6H_{11}O_4-CHO]^-$, 193.0492 $[M-H-C_{26}H_{38}O_{15}]^-$, 175.0383 $[M-H-C_{26}H_{38}O_{15}-H_2O]^-$ | 安格洛苷C | 玄参 |
| 55 | 56.98 | $C_{21}H_{20}O_{10}$ | 433.1127 (-0.5) / 431.0965 (-4.4) | 271.0614 $[M+H-Glc]^+$ | 269.0446 $[M-H-Glc]^-$ | 山柰黄苷 | 甘草,山银花 |

续上表

| 编号 | 保留时间/min | 分子式 | [M+H]+ (偏差,10^{-6}) | [M-H]- (偏差,10^{-6}) | 正模式下主要裂解碎片 | 负模式下主要裂解碎片 | 化合物 | 归属 |
|---|---|---|---|---|---|---|---|---|
| 56 | 58.88 | $C_{25}H_{24}O_{12}$ | 517.1336 (-0.8) | 515.1181 (-0.9) | 499.1240 [M+H-H_2O]+, 163.0397 [M+H-C_{16}H_{18}O_9]+, 145.0289 [M+H-C_{16}H_{18}O_9-H_2O]+ | 353.0853 [M-H-C_9H_6O_3]-, 191.0541 [M-H-2C_9H_6O_3]-, 173.0435 [M-H-2C_9H_6O_3-H_2O]- | 4,5-二咖啡酰奎尼酸 | 山银花 |
| 57 | 62.84 | $C_{26}H_{30}O_{13}$ | 551.1762 (+0.5) | 549.1595 (-3.3) | 419.1367 [M+H-Api]+, 257.0813 [M+H-Api-Glc]+, 239.0680 [M+H-Api-Glc-H_2O]+ | 255.0649 [M-H-Api-Glc]-, 135.0074 [M-H-Api-Glc-C_6H_4-CO]- | 芹糖异甘草苷 | 甘草 |
| 58 | 66.06 | $C_{22}H_{22}O_9$ | 431.1335 (-0.4) | 475.1224 (-1.3) | 269.0809 [M+H-Glc]+ | 267.0639 [M-H-Glc]-, 252.0403 [M-H-Glc-CH_3]- | 芒柄花苷 | 甘草 |
| 59 | 66.21 | $C_{21}H_{22}O_9$ | 419.1334 (-0.7) | 417.1179 (-2.9) | 257.0812 [M+H-Glc]+, 137.0224 [M+H-Glc-C_8H_6O]+ | 255.0648 [M-H-Glc]-, 148.0150,135.0077, 119.0489 [M-H-Glc-C_8H_6O-H_2O]-, 92.0260 [M-H-Glc-C_9H_7O_3]- | 异甘草苷 | 甘草 |
| 60 | 73.66 | $C_{24}H_{30}O_{11}$ | 517.1675 (-1.0) | 493.1679 (-1.8) | 369.1170,203.0533 | 345.1161 [M-H-C_9H_7O_2]-, 147.0434 [M-H-C_{15}H_{22}O_9]-, 165.0535,103.0544 | 哈巴俄苷 | 玄参 |
| 61 | 73.68 | $C_9H_8O_2$ | 149.0598 (-0.6) | — | 121.0650 [M+H-CO]-, 93.0713 [M+H-2CO]- | — | 二氢香豆素 | 甘草 |

续上表

| 编号 | 保留时间/min | 分子式 | [M+H]+ (偏差,10⁻⁶) | [M-H]- (偏差,10⁻⁶) | 正模式下主要裂解碎片 | 负模式下主要裂解碎片 | 化合物 | 归属 |
|---|---|---|---|---|---|---|---|---|
| 62 | 73.75 | $C_{25}H_{32}O_{13}$ | — | 539.1745 (+1.0) | — | 493.1679 $[M-H-HCOOH]^-$, 345.1169 $[M-H-C_{10}H_{10}O_4]^-$, 147.0429 | 8-O-阿魏酰基哈帕苷 | 玄参 |
| 63 | 74.42 | $C_{15}H_{12}O_4$ | 257.0810 (-2.3) | 255.0658 (-3.9) | 239.0675 $[M+H-H_2O]^+$, 211.0752 $[M+H-H_2O-CO]^+$, 147.0440 $[M+H-C_6H_6O_2]^+$, 137.0232 $[M+H-C_8H_8O]^+$ | 135.0081 $[M-H-C_8H_8O]^-$, 119.0500 $[M-H-C_7H_4O_3]^-$ | 甘草素 | 甘草 |
| 64 | 75.02 | $C_{65}H_{106}O_{32}$ | — | 1397.6516 (-1.1) | — | 1073.5549 $[M-H-2Glc]^-$, 744.3308 | 灰毡毛忍冬皂苷乙 | 山银花 |
| 65 | 76.60 | $C_{15}H_{10}O_6$ | 287.0552 (-0.5) | 285.0393 (-2.1) | 153.0169 $[M+H-C_8H_6O_2]^+$ | 175.0389 $[M-H-C_6H_6O_2]^-$, 133.0289 $[M-H-C_7H_4O_4]^-$ | 木犀草素 | 麦冬,山银花 |
| 66 | 77.19 | $C_{47}H_{76}O_{17}$ | 913.5130 (+0.8) | — | 781.4760 $[M-Ara]^+$, 751.4601 $[M+H-Glc]^+$, 455.3512 $[M+H-Ara-Rha-Glc]^+$, 437.3398 $[M+H-Ara-Rha-Glc-H_2O]^+$, 409.3510 $[M+H-Ara-Rha-Glc-HCOOH]^+$ | — | 灰毡毛忍冬次皂苷甲 | 山银花 |

续上表

| 编号 | 保留时间/min | 分子式 | [M+H]+ (偏差,10^-6) | [M-H]- (偏差,10^-6) | 正模式下主要裂解碎片 | 负模式下主要裂解碎片 | 化合物 | 归属 |
|---|---|---|---|---|---|---|---|---|
| 67 | 77.23 | $C_{59}H_{96}O_{27}$ | — | 1235.5997 (-1.9) | — | 911.5033 [M-H-2Glc]- | 灰毡毛忍冬冬皂苷甲 3-O-α-L-arabinopyranosyl(2→1)-O-α-L- | 山银花 |
| 68 | 77.24 | $C_{47}H_{76}O_{17}$ | — | 911.4993 (-2.3) | — | 749.4506 [M-H-Glc]-, 603.3903 [M-H-Glc-Rha]- | rhamnopyranosyl-hederagenin-28-O-β-D-glucopyranosyl ester | 山银花 |
| 69 | 77.79 | $C_{15}H_{10}O_7$ | — | 301.0341 (-1.9) | — | 178.9966 [M-H-$C_7H_6O_2$]-, 151.0020 [M-H-$C_8H_6O_3$]- | 槲皮素 | 甘草 |
| 70 | 79.70 | $C_{53}H_{86}O_{22}$ | — | 1073.5496 (-4.1) | — | 749.4489 [M-H-2Glc]-, 323.0972 [Mal] | 川续断皂苷乙 | 山银花 |
| 71 | 79.72 | $C_{41}H_{66}O_{12}$ | — | 749.4461 (-0.9) | — | 603.3865 [M-H-Rha]- | 3-O-[α-L-Rha-(1→2)-β-D-arabinopyranosyl]-hederagenin | 山银花 |

续上表

| 编号 | 保留时间/min | 分子式 | $[M+H]^+$ $[M-H]^-$ (偏差,$10^{-6}$) | 正模式下主要裂解碎片 | 负模式下主要裂解碎片 | 化合物归属 | 属 |
|---|---|---|---|---|---|---|---|
| 72 | 81.62 | $C_{47}H_{76}O_{18}$ | — 927.4934 (−2.0) | — | 603.3911 $[M-H-2Glc]^-$ | 木通皂苷 D | 山银花 |
| 73 | 89.34 | $C_{17}H_{14}O_7$ | 331.0811 (−0.3) 329.0648 (−3.3) | 315.0507 $[M+H-OH]^+$, 316.0569 $[M+H-CH_3]^+$, 203.0333 $[M+H-C_6H_8O_3]^+$, 153.0168 $[M+H-C_{10}H_{10}O_3]^+$ | 299.0171 $[M-H-CHO]^-$, 271.0235 $[M-H-CHO-CO]^-$, 243.0300 $[M-H-CHO-2CO]^-$, 203.0353, 161.0214 | 苜蓿素 | 山银花 |
| 74 | 90.34 | $C_{53}H_{86}O_{22}$ | — 1073.5437 (−6.4) | — | 911.4934 $[M-H-Glc]^-$ | 灰毡毛忍冬次皂苷乙 | 山银花 |
| 75 | 90.99 | $C_{16}H_{12}O_6$ | 301.0706 (+0.7) 299.0544 (−3.7) | 286.0473 $[M+H-CH_3]^+$, 258.0511 $[M+H-CH_3-CO]^+$, 119.0487, 153.0189 | 284.0292 $[M-H-CH_3]^-$, 256.0335 $[M-H-CH_3-CO]^-$, 227.0349 $[M-H-CH_3-CO-CHO]^-$ | 香叶木素 | 山银花 |
| 76 | 95.18 | $C_{42}H_{68}O_{14}$ | — 795.4455 (−3.3) | — | 471.3444 $[M-H-2Glc]^-$, 323.0961 | 28-O-[β-D-Glc-(1→6)-β-D-Glc]-常春藤皂苷 | 山银花 |

续上表

| 编号 | 保留时间/min | 分子式 | $[M+H]^+$ (偏差,$10^{-6}$) | $[M-H]^-$ (偏差,$10^{-6}$) | 正模式下主要裂解碎片 | 负模式下主要裂解碎片 | 化合物 | 归属 |
|---|---|---|---|---|---|---|---|---|
| 77 | 96.33 | $C_{16}H_{12}O_6$ | 301.0707 (+0.8) | 299.0536 (-0.9) | 286.0467 $[M+H-CH_3]^+$, 285.0388 $[M+H-OH]^+$, 258.0529 $[M+H-CH_3-CO]^+$, 121.0276 $[M+H-C_7H_8O_2-CO-CO]^+$ | 284.0294 $[M-H-CH_3]^-$, 255.0282 $[M-H-CH_3-CHO]^-$, 227.0333 $[M-H-CH_3-CHO-CO]^-$ | 3'-甲氧基-4',5,7-三羟基黄酮 | 山银花 |
| 78 | 100.92 | $C_{42}H_{62}O_{16}$ | 823.4098 (-1.1) | | 471.3453 $[M+H-2C_6H_8O_6]^+$, 453.3362 $[M+H-2C_6H_8O_6-H_2O]^+$ | 351.0554 $[M-H-C_{28}H_{42}O_3-CO_2]^-$ | 甘草酸 | 甘草 |
| 79 | 101.48 | $C_{15}H_{12}O_4$ | 257.0806 (0.7) | 255.0646 (-0.8) | 239.0696 $[M+H-H_2O]^+$, 137.0232 $[M+H-C_8H_8O]^+$, 119.0500, 81.0353 | 135.0074 $[M-H-C_8H_8O]^-$, 119.0492 $[M-H-C_7H_4O_3]^-$, 91.0183 $[M-H-C_7H_4O_3-CO]^-$ | 异甘草素 | 甘草 |
| 80 | 102.69 | $C_{16}H_{12}O_4$ | 269.0809 (+0.3) | 267.0645 (+0.7) | 253.0491 $[M+H-CH_3]^+$, 197.0598 $[M+H-CH_3-CO-CO]^+$, 181.0641 $[M+H-OCH_3-CO-CO]^+$ | 252.0404 $[M-H-CH_3]^-$, 223.0373 $[M-H-CH_3-CHO]^-$, 195.0418 $[M-H-CH_3-CHO-CO]^-$, 132.0190 $[M-H-C_7H_7O-CO]^-$, 91.0175 $[M-H-C_9H_8O-CO-OH]^-$ | 刺芒柄花素 | 甘草 |
| 81 | 104.50 | $C_{21}H_{20}O_6$ | 369.1335 (+0.6) | | 313.0705 $[M+H-2CO]^+$, 271.0607 $[M+H-CO-CO-C_2H_4O]^+$, 211.0391, 215.0698 $[M+H-C_6H_6O_2-CO_2]^+$ | — | 甘草香豆精 | 甘草 |

续上表

| 编号 | 保留时间/min | 分子式 | $[M+H]^+$ $[M-H]^-$ (偏差,$10^{-6}$) | 正模式下主要裂解碎片 | 负模式下主要裂解碎片 | 化合物 | 归属 |
| --- | --- | --- | --- | --- | --- | --- | --- |
| 82 | 106.36 | $C_{41}H_{66}O_{12}$ | 749.4381 (-0.2) | — | 603.3814 $[M-H-Rha]^-$ | 无患子皂苷A | 山银花 |
| 83 | 107.93 | $C_{21}H_{22}O_4$ | 337.1413 (-3.6) | — | 305.1168 $[M-H-CH_2O]^-$ | 4'-O-甲基光甘草定 | 甘草 |

注:Glc:葡萄糖残基;Rha:鼠李糖残基;Api:芹糖残基;Ara:阿拉伯糖残基;Gln:谷氨酰胺;Asp:天冬氨酸残基;Phe:苯丙氨酸残基;Rib:核糖;GlcUA:葡萄糖醛酸残基;AcetylRha:乙酰鼠李糖残基;Mal:麦芽糖残基。

# 第三节　成　分　鉴　定

## 一、氨基酸和寡肽

化合物 1：准分子离子峰 [M + H]⁺ 为 $m/z$ 147.1128，分子式为 $C_6H_{14}N_2O_2$，保留时间为 5.28 min。对其进行子离子分析（图 1 - 9），$m/z$ 130.0867 推测为准分子离子峰丢失一分子 $NH_3$ 产生，$m/z$ 84.0826 推测为准分子离子峰丢失一分子 $NH_3$ 和一分子 HCOOH 产生，$m/z$ 67.0566 推测为准分子离子峰丢失两分子 $NH_3$ 和一分子 HCOOH 产生。其保留时间及质谱行为与赖氨酸对照品一致，故确证该化合物为赖氨酸。

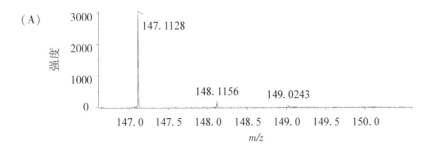

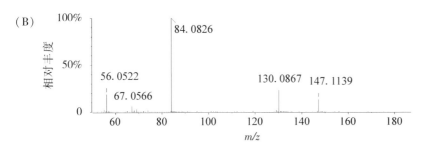

图 1 - 9　化合物 1 正模式下一级扫描图（A）及二级碎片质谱图（B）

化合物 2：准分子离子峰 [M + H]⁺ 为 $m/z$ 175.1190，保留时间为 5.63 min，分子式为 $C_6H_{14}N_4O_2$。对其进行子离子分析（图 1 - 10），$m/z$ 158.0934 推测为准分子离子峰丢失一分子 $NH_3$ 产生，$m/z$ 130.0985 推测为准分子离子峰同时丢失一分子 $NH_3$ 和一分子 CO 产生，$m/z$ 116.0719 推测为准分子离子峰丢失一分子 $CN_3H_5$ 产生，

$m/z$ 70.0681 推测为准分子离子峰同时丢失一分子 $CN_3H_5$ 和一分子 HCOOH 产生。其保留时间和裂解行为与精氨酸对照品一致，故确证该化合物为精氨酸。

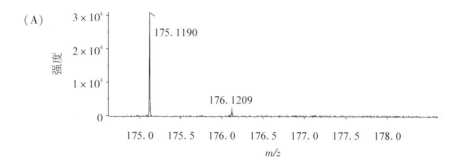

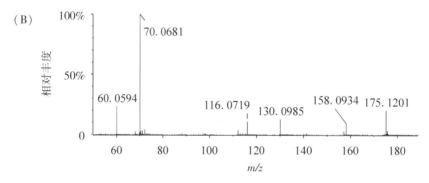

图 1 - 10 化合物 2 正模式下一级扫描图 (A) 及二级碎片质谱图 (B)

化合物 3：准分子离子峰 [M + H]$^+$ 为 $m/z$ 133.0606，保留时间为 5.74 min，分子式为 $C_4H_8N_2O_3$。对其进行子离子分析 (图 1 - 11)，$m/z$ 116.0336 推测为准分子离子峰丢失一分子 $NH_3$ 产生，$m/z$ 87.0565 推测为准分子离子峰丢失一分子 HCOOH 产生，$m/z$ 74.0259 推测为准分子离子峰丢失一分子 $C_2H_5NO$ 产生，$m/z$ 70.0312 推测为准分子离子峰丢失一分子 $NH_3$ 和 HCOOH 产生。根据该化合物的精确分子量、质谱行为，推测该化合物为天冬酰胺。

化合物 4：准分子离子峰 [M - H]$^-$ 为 $m/z$ 132.0315，保留时间为 5.84 min，分子式为 $C_4H_7NO_4$。对其进行子离子分析 (图 1 - 12)，$m/z$ 115.0045 推测为准分子离子峰丢失一分子 $NH_3$ 产生，$m/z$ 88.0413 推测为准分子离子峰丢失一分子 $CO_2$ 产生，$m/z$ 71.0154 推测为准分子离子峰丢失一分子 $NH_3$ 和 $CO_2$ 产生。根据该化合物的准确分子量、质谱行为，推测该化合物为天冬氨酸。

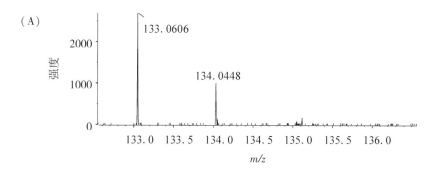

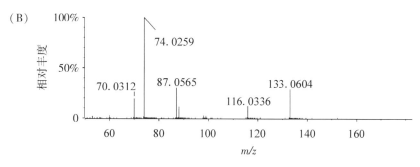

图 1-11 化合物 3 正模式下一级扫描图 （A） 及二级碎片质谱图 （B）

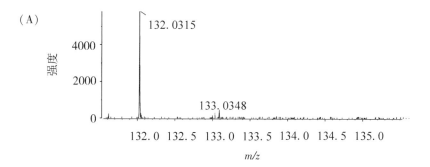

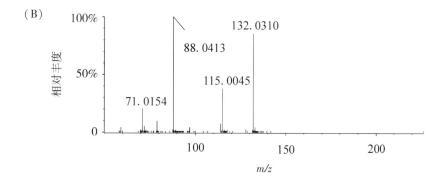

图 1-12 化合物 4 负模式下一级扫描图 （A） 及二级碎片质谱图 （B）

化合物6：准分子离子峰［M + H］⁺为 m/z 176.1029，保留时间为 6.14 min，分子式为 $C_6H_{13}N_3O_3$。对其进行子离子分析（图1 – 13），m/z 159.0765 推测为准分子离子峰丢失一分子 $NH_3$ 产生，m/z 113.0709 推测为准分子离子峰丢失一分子 $NH_3$ 和一分子 HCOOH 产生，m/z 70.0673 推测为准分子离子峰丢失一分子 $NH_3$、一分子 $CO_2$ 和一分子 $CH_3NO$ 产生。其保留时间和裂解行为与瓜氨酸对照品一致，故确证该化合物为瓜氨酸。

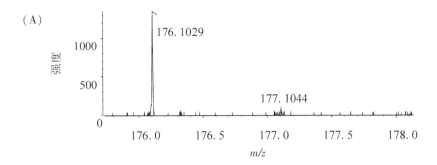

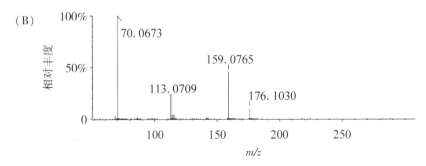

图1 – 13　化合物6正模式下一级扫描图（A）及二级碎片质谱图（B）

化合物7：准分子离子峰［M + H］⁺为 m/z 104.0709，保留时间为 6.21 min，分子式为 $C_4H_9NO_2$。对其进行子离子分析（图1 – 14），m/z 87.0457 推测为准分子离子峰丢失一分子 $NH_3$ 产生，m/z 69.0359 推测为准分子离子峰丢失一分子 $NH_3$ 和一分子 $H_2O$ 产生，m/z 60.0835 推测为准分子离子峰丢失一分子 $CO_2$ 产生。根据该化合物的准确分子量、质谱行为，推测该化合物为 γ – 氨基丁酸。

化合物10：准分子离子峰［M + H］⁺为 m/z 116.0709，保留时间为 6.59 min，分子式为 $C_5H_9NO_2$。对其进行子离子分析（图1 – 15），m/z 70.0677 推测为准分子离子峰丢失一分子 HCOOH 产生。根据该化合物的准确分子量、质谱行为，推测该化合物为脯氨酸。

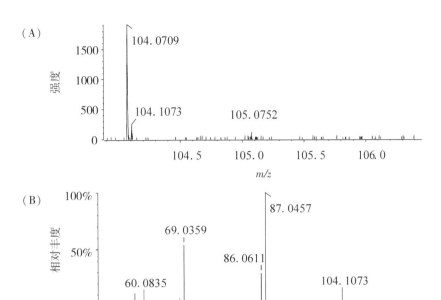

图1-14 化合物7正模式下一级扫描图（A）及二级碎片质谱图（B）

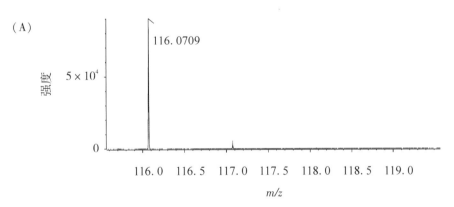

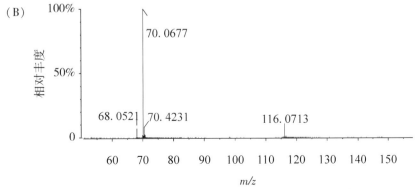

图1-15 化合物10正模式下一级扫描图（A）及二级碎片质谱图（B）

　　化合物 12：准分子离子峰 ［M + H］⁺ 为 $m/z$ 276.1188，保留时间为 6.75 min，分子式为 $C_{10}H_{17}N_3O_6$。对其进行子离子分析（图 1 - 16），$m/z$ 147.0763 推测为准分子离子峰丢失一分子谷氨酸残基（$C_5H_7NO_3$），$m/z$ 130.0497 推测为准分子离子峰丢失一分子谷氨酰胺（$C_5H_{10}N_2O_3$）。根据该化合物的准确分子量、质谱行为，推测该化合物为谷氨酸 - 谷氨酰胺二肽。

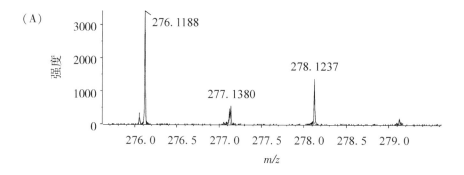

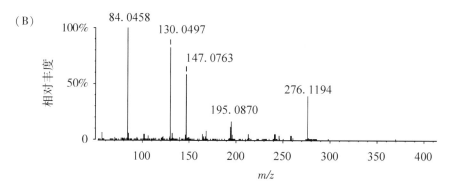

图 1 - 16　化合物 12 正模式下一级扫描图（A）及二级碎片质谱图（B）

　　化合物 17：准分子离子峰 ［M + H］⁺ 为 $m/z$ 281.1129，保留时间为 7.00 min，分子式为 $C_{13}H_{16}N_2O_5$。对其进行子离子分析（图 1 - 17），$m/z$ 264.0857 推测为准分子离子峰丢失一分子 $NH_3$ 产生，$m/z$ 237.1244 推测为准分子离子峰丢失一分子 $CO_2$ 产生，$m/z$ 192.1020 推测为准分子离子峰丢失一分子 $C_3H_7NO_2$ 产生，$m/z$ 166.0864 推测为准分子离子峰丢失一分子天冬氨酸残基（$C_4H_5NO_3$）产生。根据该化合物的准确分子量、质谱行为，推测该化合物为苯丙氨酸 - 天冬氨酸二肽。

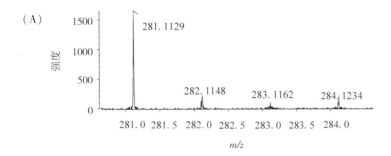

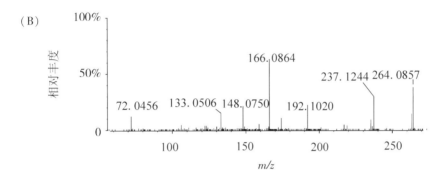

图1-17 化合物17正模式下一级扫描图（A）及二级碎片质谱图（B）

　　化合物21：准分子离子峰［M+H］⁺为 $m/z$ 150.0582，保留时间为10.86 min，分子式为 $C_5H_{11}O_2NS$。对其进行子离子分析（图1-18），$m/z$ 133.0298 推测为准分子离子峰丢失一分子 $NH_3$ 产生，$m/z$ 104.0534 推测为准分子离子峰丢失一分子 HCOOH 产生，$m/z$ 102.0549 推测为准分子离子峰丢失一分子 $CH_4S$ 产生，$m/z$ 61.0129 推测为准分子离子峰丢失一分子 $C_3H_9NO_2$ 产生。根据该化合物的准确分子量、质谱行为，推测该化合物为甲硫氨酸。

　　化合物22：准分子离子峰［M+H］⁺为 $m/z$ 130.0500，保留时间为11.61 min，分子式为 $C_5H_7NO_3$。对其进行子离子分析（图1-19），$m/z$ 84.0461 推测为准分子离子峰丢失一分子 HCOOH 产生，$m/z$ 56.0531 推测为准分子离子峰丢失一分子 HCOOH 和一分子 CO 产生。根据该化合物的准确分子量、质谱行为，推测该化合物为焦谷氨酸。

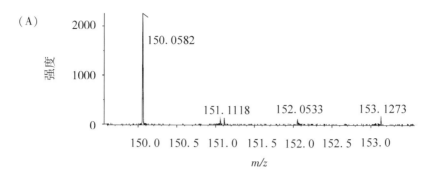

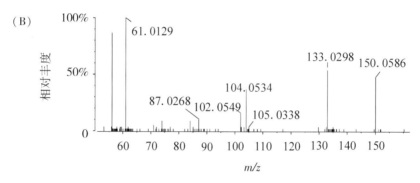

图 1-18 化合物 21 正模式下一级扫描图 (A) 及二级碎片质谱图 (B)

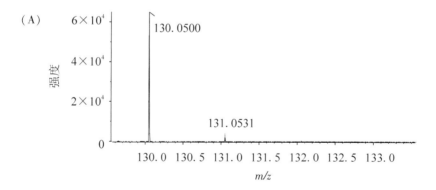

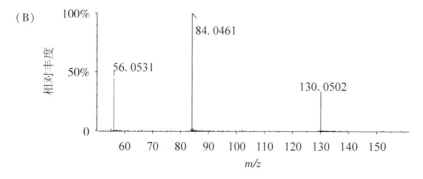

图 1-19 化合物 22 正模式下一级扫描图 (A) 及二级碎片质谱图 (B)

化合物 25：准分子离子峰 [M + H]⁺ 为 *m/z* 182.0811，保留时间为 12.95 min，分子式为 $C_9H_{11}NO_3$。对其进行子离子分析（图 1 – 20），*m/z* 165.0543 推测为准分子离子峰丢失一分子 $NH_3$ 产生，*m/z* 147.0435 推测为准分子离子峰丢失一分子 $NH_3$ 和一分子 $H_2O$ 产生，*m/z* 136.0755 推测为准分子离子峰丢失一分子 HCOOH 产生，*m/z* 119.0490 推测为准分子离子峰丢失一分子 $NH_3$ 和一分子 HCOOH 产生，*m/z* 91.0553 推测为准分子离子峰丢失一分子 HCOOH、一分子 $NH_3$ 和一分子 CO 产生。其保留时间和裂解行为与酪氨酸对照品一致，故确证该化合物为酪氨酸。

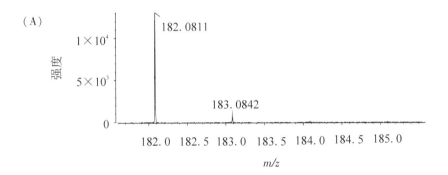

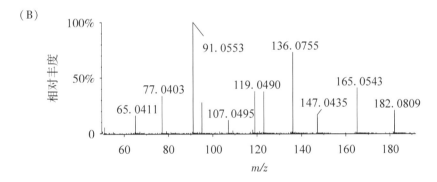

图 1 – 20 化合物 25 正模式下一级扫描图（A）及二级碎片质谱图（B）

化合物 28：准分子离子峰 [M + H]⁺ 为 *m/z* 166.0864，保留时间为 17.03 min，分子式为 $C_9H_{11}NO_2$。对其进行子离子分析（图 1 – 21），*m/z* 120.0816 推测为准分子离子峰丢失一分子 HCOOH 产生，*m/z* 103.0554 推测为准分子离子峰丢失一分子 HCOOH 和一分子 $NH_3$ 产生。其保留时间和裂解行为与苯丙氨酸对照品一致，故确证该化合物为苯丙氨酸。

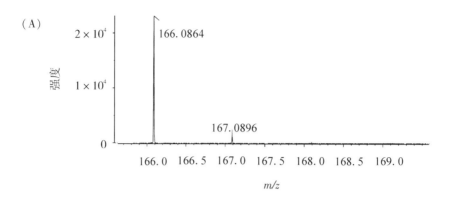

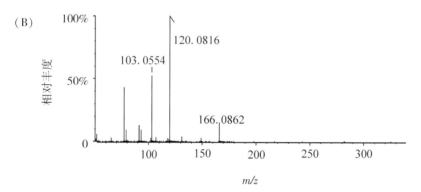

图 1-21　化合物 28 正模式下一级扫描图（A）及二级碎片质谱图（B）

## 二、糖类

化合物 8：准分子离子峰［M－H］⁻为 $m/z$ 827.2671，保留时间为 6.46 min，分子式为 $C_{30}H_{52}O_{26}$。对其进行子离子分析（图 1-22），$m/z$ 545.1759 推测是准分子离子峰丢失一分子 $C_{10}H_{18}O_9$ 产生，$m/z$ 383.1197 推测是准分子离子峰同时丢失一分子 $C_{10}H_{18}O_9$ 和一分子 Glc 产生，$m/z$ 179.0539 推测是准分子离子峰丢失四分子 Glc 产生。根据该化合物准确分子量、质谱行为，推测该化合物为麦冬多糖 MDG－1 的基本单元（由 5 个呋喃果糖缩合而成）。

化合物 11：准分子离子峰［M－H］⁻为 $m/z$ 665.2142，保留时间为 6.64 min，分子式为 $C_{24}H_{42}O_{21}$。对其进行子离子分析（图 1-23），$m/z$ 485.1530 推测是准分子离子峰丢失一分子 Glc 和一分子 $H_2O$ 产生，$m/z$ 383.1197 推测是准分子离子峰丢失一分子 Glc 和一分子 $C_4H_8O_4$ 产生一分子产生，$m/z$ 341.1085 推测是准分子离子峰丢失两分子 Glc 产生，$m/z$ 179.0558 推测是准分子离子峰丢失三分子 Glc 产生。根据该化合物准确分子量、质谱行为，推测该化合物为水苏糖。

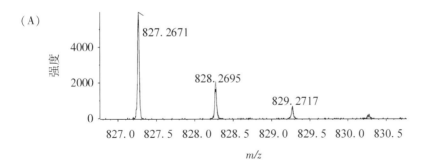

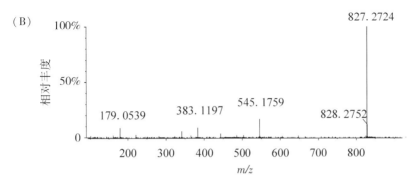

图 1-22　化合物 8 负模式下一级扫描图（A）及二级碎片质谱图（B）

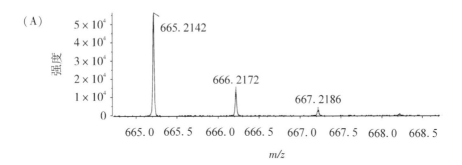

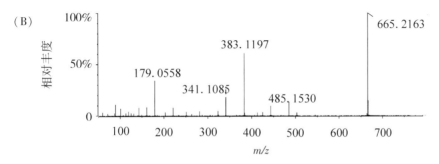

图 1-23　化合物 11 负模式下一级扫描图（A）及二级碎片质谱图（B）

化合物 13：准分子离子峰［M－H］⁻为 $m/z$ 341.1088，保留时间为 6.82 min，分子式为 $C_{12}H_{22}O_{11}$。对其进行子离子分析（图 1-24），$m/z$ 179.0560 推测是准分子离子峰丢失一分子 Glc 产生，$m/z$ 161.0457 推测是准分子离子峰丢失一分子 Glc 和一分子 $H_2O$ 产生。根据该化合物准确分子量、质谱行为，推测该化合物为蔗糖或麦芽糖。

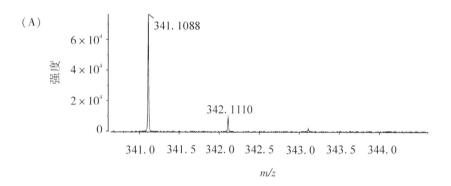

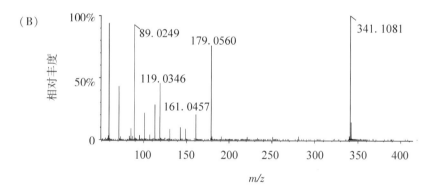

图 1-24 化合物 13 负模式下一级扫描图（A）及二级碎片质谱图（B）

化合物 14：准分子离子峰［M－H］⁻为 $m/z$ 827.2671，保留时间为 6.85 min，分子式为 $C_{30}H_{52}O_{26}$。对其进行子离子分析（图 1-25），$m/z$ 545.1759 推测是准分子离子峰丢失一分子 Glc 和一分子 $C_4H_8O_4$ 产生，$m/z$ 383.1197 推测是准分子离子峰同时丢失两分子 Glc 和一分子 $C_4H_8O_4$ 产生。根据该化合物准确分子量、质谱行为，推测该化合物为毛蕊花糖。

化合物 15：准分子离子峰［M－H］⁻为 $m/z$ 503.1610，保留时间为 6.91 min，分子式为 $C_{18}H_{32}O_{16}$。对其进行子离子分析（图 1-26），$m/z$ 383.1205 推测是准分子离子峰丢失一分子 $C_4H_8O_4$ 产生，$m/z$ 341.1092 推测是准分子离子峰丢失一分子 Glc 产生，$m/z$ 221.0650 推测是准分子离子峰丢失一分子 Glc 和一分子 $C_4H_8O_4$ 产生，$m/z$ 179.0558 推测是准分子离子峰丢失两分子 Glc 产生。根据该化合物准确分子量、质谱行为，推测该化合物为棉子糖。

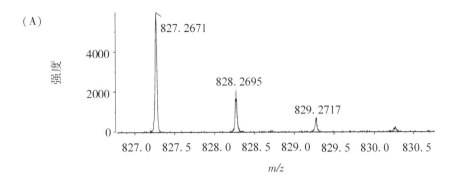

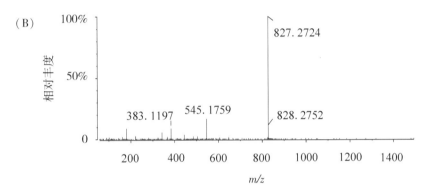

图 1-25  化合物 14 负模式下一级扫描图（A）及二级碎片质谱图（B）

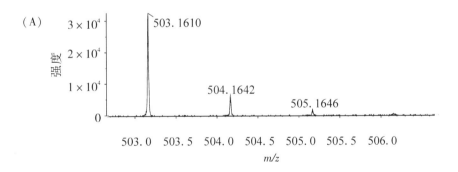

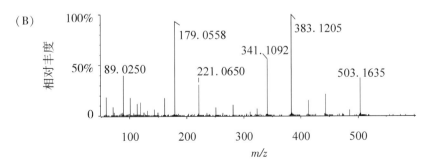

图 1-26  化合物 15 负模式下一级扫描图（A）及二级碎片质谱图（B）

化合物16：准分子离子峰［M－H］⁻为 $m/z$ 989.3193，保留时间为 6.98 min，分子式为 $C_{36}H_{62}O_{31}$。对其进行子离子分析（图1-27），$m/z$ 665.2248 推测是准分子离子峰丢失两分子 Glc 产生，$m/z$ 341.1090 推测是准分子离子峰丢失四分子 Glc 产生，$m/z$ 179.0553 推测是准分子离子峰丢失五分子 Glc 产生。根据该化合物准确分子量、质谱行为，推测该化合物为菊糖。

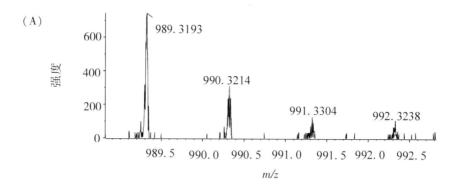

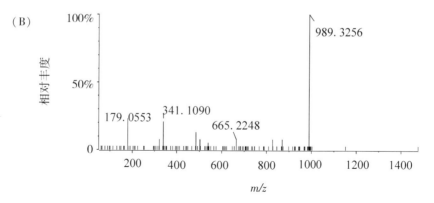

图1-27 化合物16负模式下一级扫描图（A）及二级碎片质谱图（B）

### 三、嘌呤、嘧啶、核苷

化合物 18：准分子离子峰［M＋H］⁺为 $m/z$ 136.0619，保留时间为 7.13 min，分子式为 $C_5H_5N_5$。对其进行子离子分析（图1-28），$m/z$ 119.0358 推测是准分子离子峰丢失一分子 $NH_3$ 产生，$m/z$ 92.0252 推测是准分子离子峰丢失一分子 $NH_3$ 和一分子 HCN 产生，$m/z$ 65.0161 推测是准分子离子峰丢失一分子 $CH_2N_2$ 和一分子分子 $CH_3N$ 产生。根据该化合物准确分子量、质谱行为，推测该化合物为腺嘌呤。

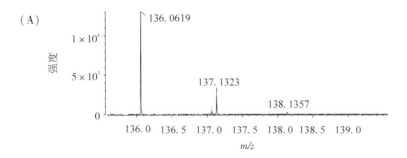

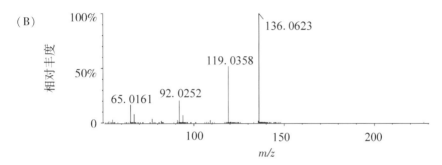

图1-28 化合物 18 正模式下一级扫描图（A）及二级碎片质谱图（B）

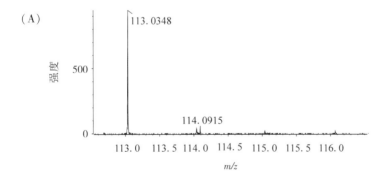

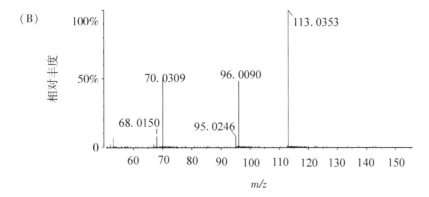

图1-29 化合物 23 正模式下一级扫描图（A）及二级碎片质谱图（B）

化合物 23：准分子离子峰 [M + H]⁺ 为 $m/z$ 113.0348，保留时间为 12.16 min，分子式为 $C_4H_4N_2O_2$。对其进行子离子分析（图 1 – 29），$m/z$ 96.0090 推测是准分子离子峰丢失一分子 $NH_3$ 产生，$m/z$ 70.0309 推测是准分子离子峰丢失一分子 CHNO 产生。根据该化合物准确分子量、质谱行为及文献[1]，推测该化合物为尿嘧啶。

化合物 24：准分子离子峰 [M + H]⁺ 为 $m/z$ 268.1043，保留时间为 12.81 min，分子式为 $C_{10}H_{13}N_5O_4$。对其进行子离子分析（图 1 – 30），$m/z$ 136.0620 推测是准分子离子峰丢失一分子 Rib 残基（$C_5H_8O_4$）产生，$m/z$ 119.0357 推测是准分子离子峰丢失一分子 Rib 残基和一分子 $NH_3$ 产生。根据该化合物准确分子量、质谱行为，推测该化合物为腺嘌呤核苷。

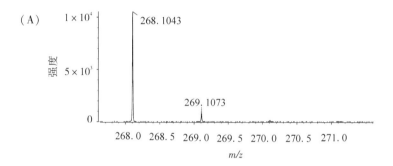

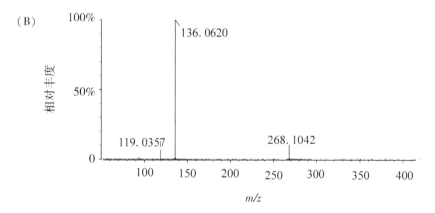

图 1 –30　化合物 24 正模式下一级扫描图（A）及二级碎片质谱图（B）

化合物 26：准分子离子峰 ［M + H］⁺ 为 $m/z$ 284.0992，保留时间为 13.37 min，分子式为 $C_{10}H_{13}N_5O_5$。对其进行子离子分析（图 1 – 31），正模式下，$m/z$ 152.0569 推测是准分子离子峰丢失一分子 Rib 残基（$C_5H_8O_4$）产生，$m/z$ 135.0298 推测是准分子离子峰丢失一分子 Rib 残基和一分子 $NH_3$ 产生。根据该化合物准确分子量、质谱行为，推测该化合物为鸟苷。

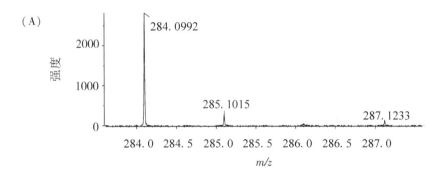

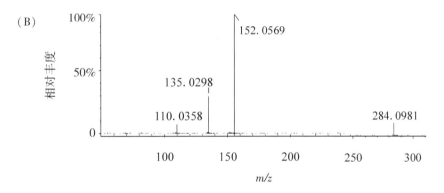

图 1 – 31　化合物 26 正模式下一级扫描图（A）及二级碎片质谱图（B）

## 四、生物碱

化合物 5：准分子离子峰 ［M + H］⁺ 为 $m/z$ 104.1074，保留时间为 5.89 min，分子式为 $C_5H_{13}NO$。对其进行子离子分析（图 1 – 32），$m/z$ 60.0836 推测为准分子离子峰丢失一分子 $C_2H_4O$ 产生，$m/z$ 58.0681 推测是准分子离子峰丢失一分子 $H_2O$ 和 $C_2H_4$ 产生。根据该化合物准确分子量、质谱行为，推测该化合物为胆碱。

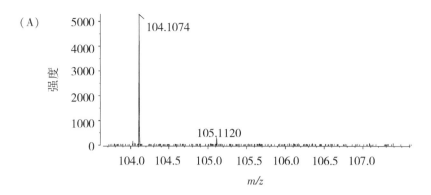

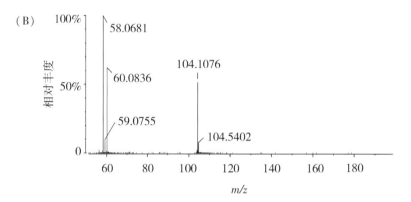

图 1-32 化合物 5 正模式下一级扫描图（A）及二级碎片质谱图（B）

化合物 9：准分子离子峰［M+H］⁺为 m/z 138.0550，保留时间为 6.51 min，分子式为 $C_7H_7NO_2$。对其进行子离子分析（图 1-33），m/z 94.0662 推测是准分子离子峰丢失一分子 $CO_2$ 产生，m/z 92.0506 推测是准分子离子峰丢失一分子 HCOOH 产生，m/z 78.0355 推测是准分子离子峰丢失一分子 $CO_2$ 和一分子 $CH_4$ 产生，m/z 65.0412 推测是准分子离子峰丢失一分子 $CO_2$ 和一分子 $NCH_3$ 产生。根据该化合物准确分子量、质谱行为，推测该化合物为巴碱。

化合物 19：准分子离子峰［M+H］⁺为 m/z 124.0396，保留时间为 10.21 min，分子式为 $C_6H_5NO_2$。对其进行子离子分析（图 1-34），m/z 106.0289 推测是准分子离子峰丢失一分子 $H_2O$ 产生，m/z 80.0514 推测是准分子离子峰丢失一分子 $CO_2$ 产生，m/z 78.0357 推测是准分子离子峰丢失一分子 HCOOH 产生。根据该化合物准确分子量、质谱行为，推测该化合物为烟碱。

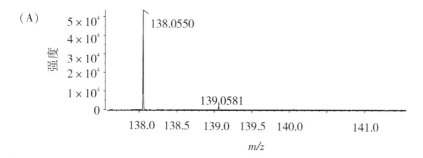

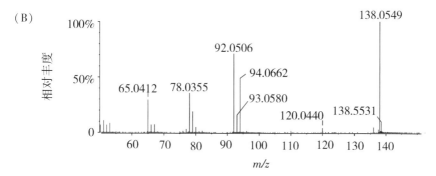

图 1-33 化合物 9 正模式下一级扫描图（A）及二级碎片质谱图（B）

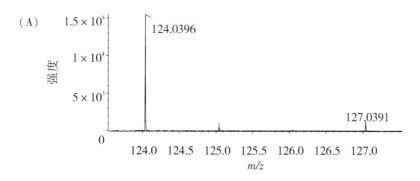

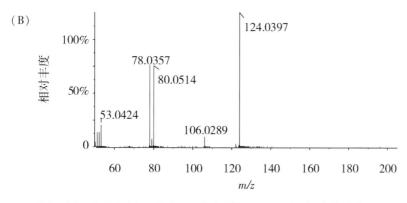

图 1-34 化合物 19 正模式下一级扫描图（A）及二级碎片质谱图（B）

## 五、有机酸

化合物 20：准分子离子峰 [M − H]⁻ 为 $m/z$ 182.9939，保留时间为 10.61 min，分子式为 $C_7H_4O_6$。对其进行子离子分析（图 1 − 35），$m/z$ 139.0038 推测为准分子离子峰丢失一分子 $CO_2$ 产生，$m/z$ 68.9988 推测为准分子离子峰丢失一分子 $C_4H_2O_4$ 产生，$m/z$ 67.0207 推测为准分子离子峰丢失两分子 $CO_2$ 和一分子 CO 产生。其保留时间和裂解行为与白屈菜酸对照品一致，故确证该化合物为白屈菜酸。

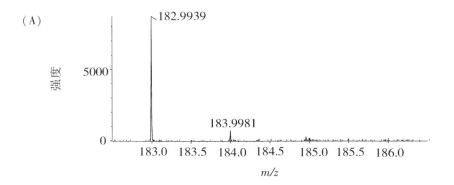

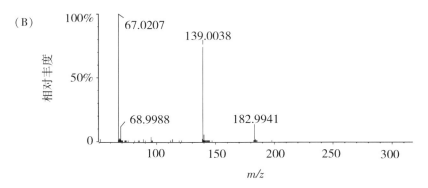

图 1 − 35　化合物 20 负模式下一级扫描图（A）及二级碎片质谱图（B）

化合物 29：准分子离子峰 [M − H]⁻ 为 $m/z$ 167.0361，保留时间为 19.16 min，分子式为 $C_8H_8O_4$。对其进行子离子分析（图 1 − 36），$m/z$ 123.0445 推测为准分子离子峰丢失一分子 $CO_2$ 产生，$m/z$ 93.0351 推测为准分子离子峰丢失一分子 $CO_2$ 和一分子 $CH_2O$ 产生。根据该化合物的准确分子量、质谱行为，推测该化合物为香草酸。

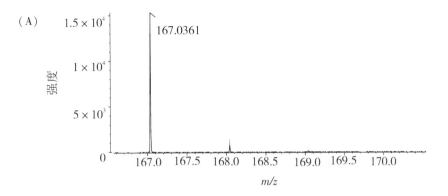

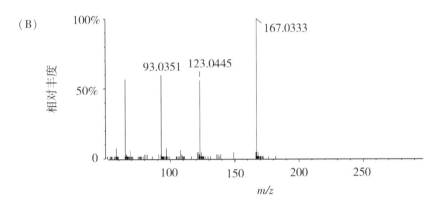

图 1-36　化合物 29 负模式下一级扫描图（A）及二级碎片质谱图（B）

化合物 30：准分子离子峰 [M-H]⁻ 为 $m/z$ 353.0877，保留时间为 21.83 min，分子式为 $C_{16}H_{18}O_9$。对其进行子离子分析（图 1-37），$m/z$ 191.0557 推测为准分子离子峰丢失一分子 $C_9H_6O_3$ 产生，$m/z$ 179.0344 推测为准分子离子峰丢失一分子 $C_7H_{10}O_5$ 产生，$m/z$ 135.0450 推测为准分子离子峰丢失一分子 $C_7H_{10}O_5$ 和一分子 $CO_2$ 产生。根据该化合物的准确分子量、质谱行为及保留时间，推测该化合物为新绿原酸。

化合物 31：准分子离子峰 [M-H]⁻ 为 $m/z$ 153.0195，保留时间为 22.40 min，分子式为 $C_7H_6O_4$。对其进行子离子分析（图 1-38），$m/z$ 109.0280 推测为准分子离子峰丢失一分子 $CO_2$ 产生，$m/z$ 91.0178 推测为准分子离子峰丢失一分子 $CO_2$ 和一分子 $H_2O$ 产生。根据该化合物的准确分子量、质谱行为及文献[2]，推测该化合物为原儿茶酸。

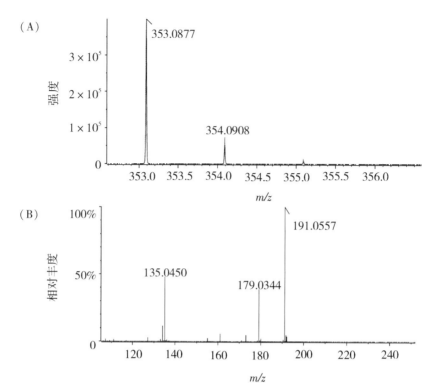

图 1-37  化合物 30 负模式下一级扫描图（A）及二级碎片质谱图（B）

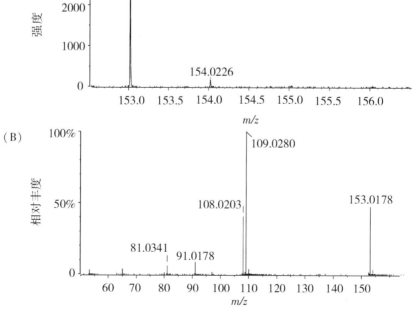

图 1-38  化合物 31 负模式下一级扫描图（A）及二级碎片质谱图（B）

化合物34：准分子离子峰［M－H］⁻为 $m/z$ 353.0870，保留时间为28.13 min，分子式为 $C_{16}H_{18}O_9$。对其进行子离子分析（图1－39），$m/z$ 191.0549推测为准分子离子峰丢失一分子 $C_9H_6O_3$ 产生。其保留时间和裂解行为与绿原酸对照品一致，故确证该化合物为绿原酸。

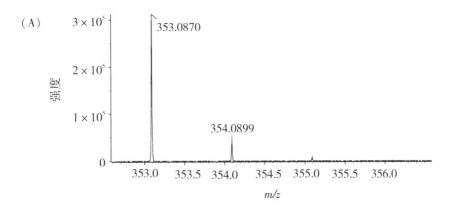

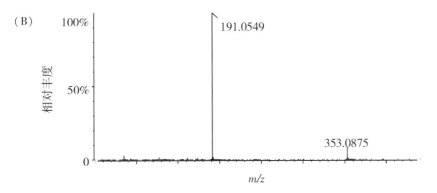

图1－39　化合物34负模式下一级扫描图（A）及二级碎片质谱图（B）

化合物35：准分子离子峰［M－H］⁻为 $m/z$ 353.0869，保留时间为29.64 min，分子式为 $C_{16}H_{18}O_9$。对其进行子离子分析（图1－40），$m/z$ 191.0548推测为准分子离子峰丢失一分子 $C_9H_6O_3$ 产生，$m/z$ 173.0442推测为准分子离子峰丢失一分子 $C_9H_6O_3$ 和一分子 $H_2O$ 产生。$m/z$ 135.0441推测为准分子离子峰丢失一分子 $C_7H_{10}O_5$ 和一分子 $CO_2$ 产生。根据该化合物的准确分子量、质谱行为及保留时间，推测是隐绿原酸。该化合物的同分异构体见化合物30和化合物34。

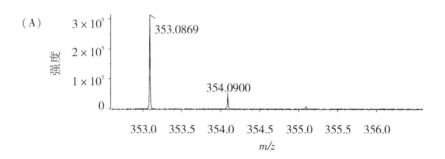

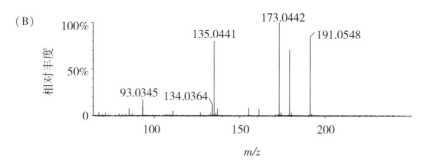

图 1-40　化合物 35 负模式下一级扫描图（A）及二级碎片质谱（B）

化合物 37：准分子离子峰［M－H］⁻为 $m/z$ 179.0354，保留时间为 34.91 min，分子式为 $C_9H_8O_4$。对其进行子离子分析（图 1-41），135.0446 推测为准分子离子峰丢失一分子 $CO_2$ 产生。根据该化合物的准确分子量、质谱行为及保留时间，推测该化合物为咖啡酸。

化合物 38：准分子离子峰［M－H］⁻为 $m/z$ 337.0926，保留时间为 36.14 min，分子式为 $C_{16}H_{18}O_8$。对其进行子离子分析（图 1-42），$m/z$ 191.0556 推测为准分子离子峰丢失一分子 $C_9H_6O_2$ 产生，$m/z$ 173.0437 推测为准分子离子峰丢失一分子 $C_9H_6O_2$ 和一分子 $H_2O$ 产生，$m/z$ 93.0347 推测为准分子离子峰丢失一分子 $C_{10}H_{12}O_7$ 产生。根据该化合物的准确分子量、质谱行为，推测该化合物为 5 -（p - coumaroyl）quinic acid。

化合物 39：准分子离子峰［M＋H］⁺为 $m/z$ 165.0545，保留时间为 39.11 min，分子式为 $C_9H_8O_3$。对其进行子离子分析（图 1-43），$m/z$ 121.0285 推测为准分子离子峰丢失一分子 $CO_2$ 产生，$m/z$ 77.0405 推测为准分子离子峰丢失一分子 $C_3H_2O_2$ 和一分子 $H_2O$ 残基产生。根据该化合物的准确分子量、质谱行为，推测该化合物为对羟基肉桂酸。

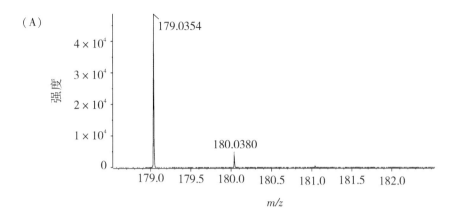

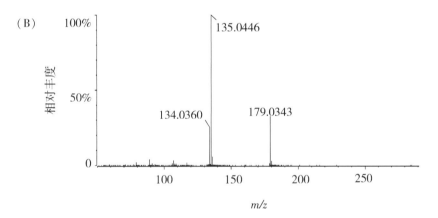

图 1 - 41　化合物 37 负模式下一级扫描图（A）及二级碎片质谱图（B）

化合物 40：准分子离子峰 [M - H]⁻ 为 m/z 367.1014，保留时间为 39.15 min，分子式为 $C_{17}H_{20}O_9$。对其进行子离子分析（图 1 - 44），m/z 191.0552 推测为准分子离子峰丢失一分子 $C_7H_{12}O_5$ 产生，m/z 173.0446 推测为准分子离子峰丢失一分子 $C_7H_{12}O_5$ 和一分子 $H_2O$ 产生，m/z 93.0340 推测为准分子离子峰丢失一分子 $C_{11}H_{14}O_7$ 和一分子 $H_2O$ 残基。根据该化合物的准确分子量、质谱行为，推测该化合物为 3 - O - 咖啡酰奎宁酸甲酯。

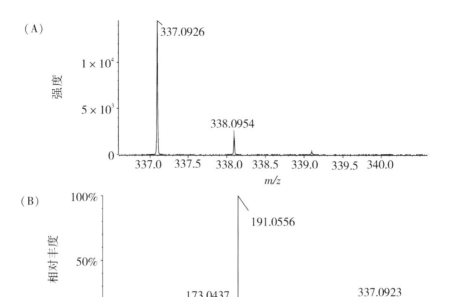

图1-42　化合物38 负模式下一级扫描图（A）及二级碎片质谱图（B）

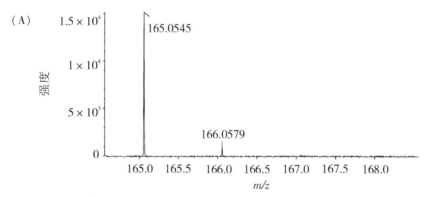

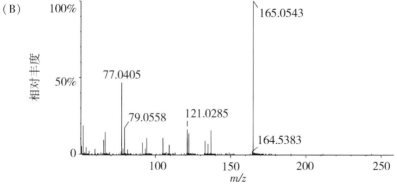

图1-43　化合物39 正模式下一级扫描图（A）及二级碎片质谱图（B）

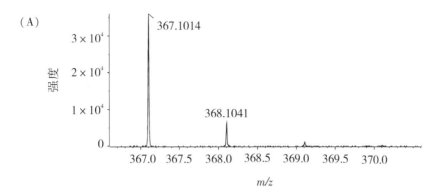

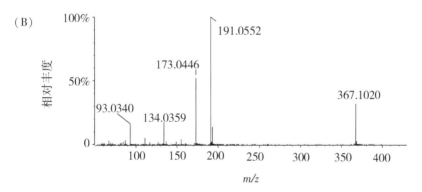

图 1 – 44　化合物 40 负模式下一级扫描图（A）及二级碎片质谱图（B）

化合物 51：准分子离子峰 [M – H]⁻ 为 $m/z$ 515.1188，保留时间为 53.10 min，分子式为 $C_{25}H_{24}O_{12}$。对其进行子离子分析（图 1 – 45），$m/z$ 353.0861 推测为准分子离子峰丢失一分子 $C_9H_6O_3$ 产生，$m/z$ 191.0546 推测为准分子离子峰丢失两分子 $C_9H_6O_3$ 产生，$m/z$ 173.0439 推测为准分子离子峰丢失两分子 $C_9H_6O_3$ 和一分子 $H_2O$ 产生。根据该化合物的准确分子量、质谱行为及保留时间，推测该化合物为 3，4 - 二咖啡酰奎尼酸。

化合物 53：准分子离子峰 [M – H]⁻ 为 $m/z$ 515.1177，保留时间为 55.74 min，分子式为 $C_{25}H_{24}O_{12}$。对其进行子离子分析（图 1 – 46），$m/z$ 353.0867 推测为准分子离子峰丢失一分子 $C_9H_6O_3$ 产生，$m/z$ 191.0547 推测为准分子离子峰丢失两分子 $C_9H_6O_3$ 产生，$m/z$ 179.0336 推测为准分子离子峰丢失两分子 $C_9H_6O_3$ 一分子 $H_2O$ 产生。根据该化合物的准确分子量、质谱行为及保留时间，推测该化合物为 3，5 - 二咖啡酰奎尼酸。

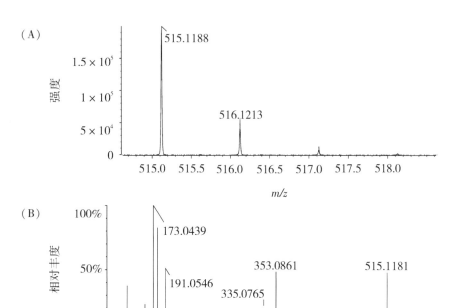

图 1 – 45　化合物 51 负模式下一级扫描图（A）及二级碎片质谱图（B）

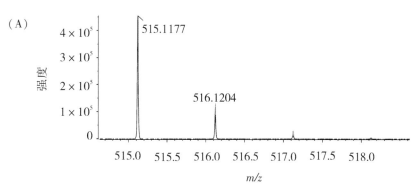

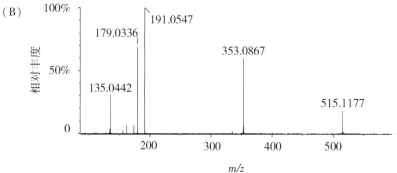

图 1 – 46　化合物 53 负模式下一级扫描图（A）及二级碎片质谱图（B）

化合物56：准分子离子峰［M－H］⁻为 $m/z$ 515.1181，保留时间为58.82 min，分子式为 $C_{25}H_{24}O_{12}$。对其进行子离子分析（图1－47），$m/z$ 353.0853 推测为准分子离子峰丢失一分子 $C_9H_6O_3$ 产生，$m/z$ 191.0541 推测为准分子离子峰丢失两分子 $C_9H_6O_3$ 产生，$m/z$ 173.0435 推测为准分子离子峰丢失两分子 $C_9H_6O_3$ 和一分子 $H_2O$ 产生。根据该化合物的准确分子量、质谱行为及保留时间，推测该化合物为4，5－二咖啡酰奎尼酸。

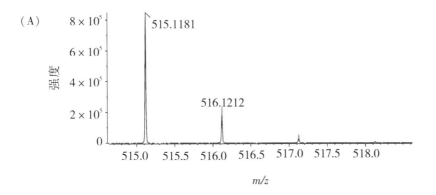

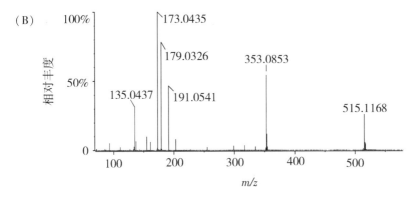

图1－47　化合物56负模式下一级扫描图（A）及二级碎片质谱图（B）

## 六、黄酮和黄酮苷

化合物41：准分子离子峰［M－H］⁻为 $m/z$ 579.1703，保留时间为43.03 min，分子式为 $C_{17}H_{26}O_{10}$。对其进行子离子分析（图1－48），$m/z$ 417.1207 推测为准分子离子峰丢失一分子 Glc 产生，$m/z$ 255.0647 推测为准分子离子峰丢失两分子 Glc 产生，是甘草苷元负模式下的特征峰，$m/z$ 135.0066 推测为甘草苷元发生 RDA 裂解产生。根据该化合物的准确分子量、质谱行为，推测该化合物为甘草苷元－7，4′－二葡萄糖苷。

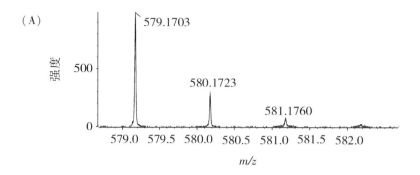

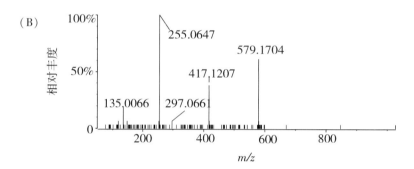

图1-48 化合物41负模式下一级扫描图（A）及二级碎片质谱图（B）

化合物42：准分子离子峰［M-H］⁻为 $m/z$ 609.1447，保留时间为45.99 min，分子式为 $C_{27}H_{30}O_{16}$。对其进行子离子分析（图1-49），$m/z$ 301.0334 推测为准分子离子峰丢失一分子 Rha 和一分子 Glc 产生，$m/z$ 271.0244 推测为准分子离子峰丢失一分子 Rha、一分子 Glc 和一分子 $CH_2O$ 产生。根据该化合物的准确分子量、质谱行为及文献[3]，推测该化合物为芦丁。

化合物43：准分子离子峰［M-H］⁻为 $m/z$ 549.1610，保留时间为47.09 min，分子式为 $C_{26}H_{30}O_{13}$。对其进行子离子分析（图1-50），$m/z$ 255.0659 推测为准分子离子峰丢失一分子 Api 和一分子 Glc 产生，是甘草苷元在负模式下的特征峰；$m/z$ 135.0084 推测为甘草苷元发生 RDA 裂解产生。根据该化合物的准确分子量、质谱行为和文献[4-5]，推测该化合物为芹糖甘草苷。

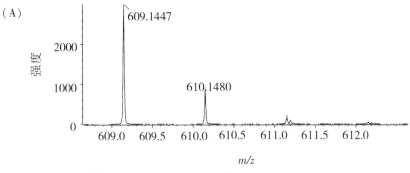

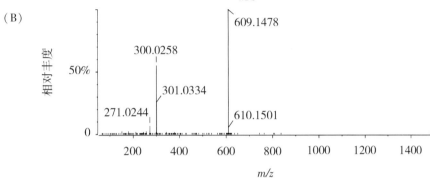

图1-49 化合物42负模式下一级扫描图（A）及二级碎片质谱图（B）

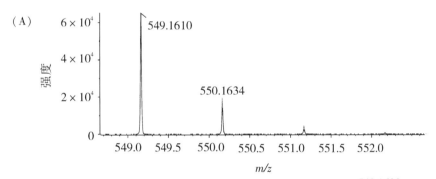

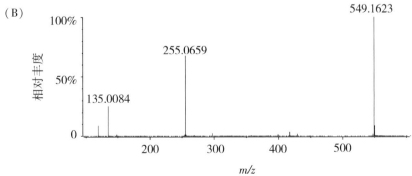

图1-50 化合物43负模式下一级扫描图（A）及二级碎片质谱图（B）

化合物44：准分子离子峰［M－H］⁻为 *m/z* 463.0864，保留时间为 48.08 min，分子式为 $C_{21}H_{20}O_{12}$。对其进行子离子分析（图1-51），*m/z* 301.0350 推测为准分子离子峰丢失一分子 Glc 产生，*m/z* 151.0026 是黄酮母核 RDA 裂解产生的 $A^{1,3-}$ 碎片[6]。该化合物裂解碎片与异槲皮苷（化合物48）一致。故根据该化合物的准确分子量、质谱行为及保留时间，推测该化合物为异槲皮苷同分异构体。

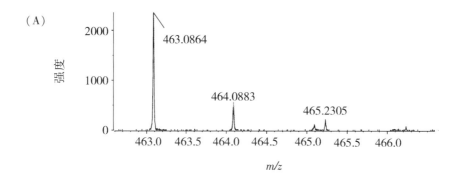

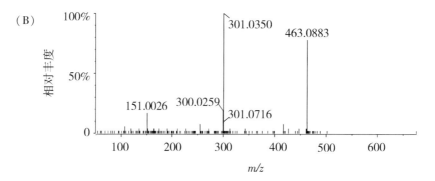

图1-51　化合物44负模式下一级扫描图（A）及二级碎片质谱图（B）

化合物45：准分子离子峰［M＋H］⁺为 *m/z* 595.1643，保留时间为 48.23 min，分子式为 $C_{27}H_{30}O_{15}$。对其进行子离子分析（图1-52），*m/z* 287.0541 推测为准分子离子峰丢失一分子 Rut 产生。根据该化合物的准确分子量、质谱行为，推测该化合物为山奈酚-3-O-芸香糖苷。

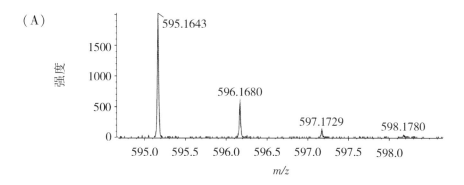

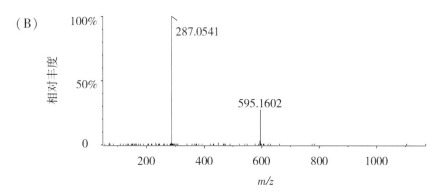

图 1-52 化合物 45 正模式下一级扫描图（A）及二级碎片质谱图（B）

化合物 47：准分子离子峰 [M－H]⁻ 为 $m/z$ 417.1189，保留时间为 48.41 min，分子式为 $C_{21}H_{22}O_9$。对其进行子离子分析（图 1-53），255.0645 推测为准分子离子峰丢失一分子 Glc 产生，是甘草苷元质谱负模式下的特征峰。$m/z$ 135.0073，$m/z$ 119.0489，$m/z$ 91.0178 的产生与甘草苷对照品的负模式二级质谱行为一致，保留时间和甘草苷对照品一致，故确证该化合物为甘草苷。

化合物 48：准分子离子峰 [M－H]⁻ 为 $m/z$ 463.0876，保留时间为 49.18 min，分子式为 $C_{21}H_{20}O_{12}$。对其进行子离子分析（图 1-54），$m/z$ 301.0351 推测为准分子离子峰丢失一分子 Glc 产生。$m/z$ 271.0240 推测为准分子离子峰丢失一分子 Glc 和一分子 $CH_2O$ 产生，$m/z$ 151.0016 推测为准分子离子峰丢失一分子 Glc 后，其母核发生 RDA 裂解产生。该化合物的保留时间和裂解行为与异槲皮苷对照品一致，故确证该化合物为异槲皮苷。

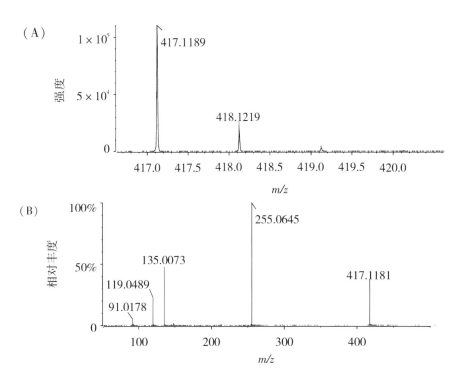

图 1-53　化合物 47 负模式下一级扫描图（A）及二级碎片质谱图（B）

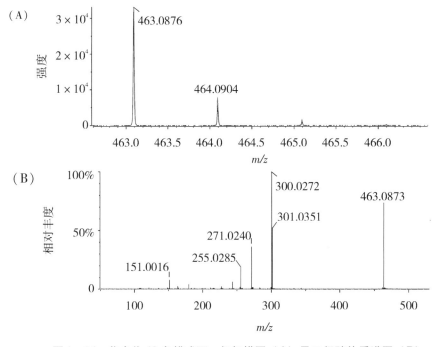

图 1-54　化合物 48 负模式下一级扫描图（A）及二级碎片质谱图（B）

化合物 49：准分子离子峰［M－H］⁻为 $m/z$ 447.0917，保留时间为 49.25 min，分子式为 $C_{21}H_{20}O_{11}$。对其进行子离子分析（图 1 － 55），$m/z$ 285.0404 推测为准分子离子峰丢失一分子 Glc 产生。该化合物的准确分子量、质谱行为，与木犀草苷和槲皮苷的匹配度均较高，通过查阅文献[7－8]对比两者的保留时间先后顺序，推测该化合物为木犀草苷。

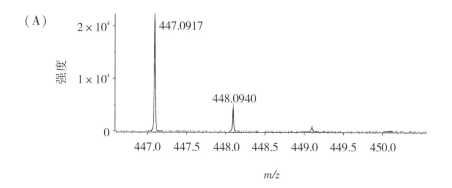

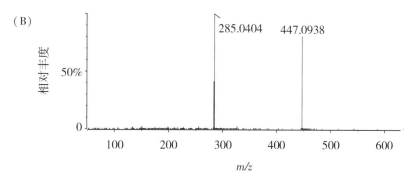

图 1 － 55　化合物 49 负模式下一级扫描图（A）及二级碎片质谱图（B）

化合物 52：准分子离子峰［M－H］⁻为 $m/z$ 447.0919，保留时间为 55.23 min，分子式为 $C_{21}H_{20}O_{11}$。对其进行子离子分析（图 1 － 56），$m/z$ 285.0387 推测为准分子离子峰丢失一分子 Glc 产生，$m/z$ 255.0284 推测为准分子离子峰同时丢失一分子 Glc 和一分子 $CH_2O$ 产生，$m/z$ 227.0327 推测为准分子离子峰同时丢失一分子 Glc，一分子 $CH_2O$ 和一分子 CO 产生。根据该化合物的准确分子量、质谱行为及文献[9]，推测该化合物为槲皮苷。

（A）

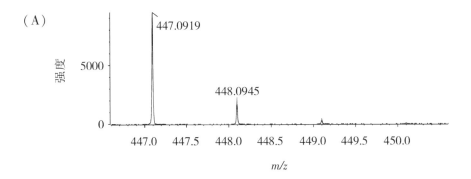

（B）

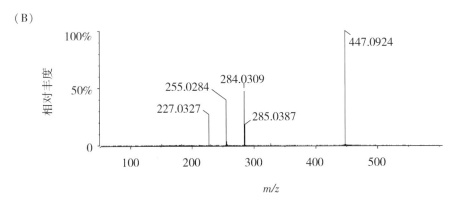

图1－56　化合物52负模式下一级扫描图（A）及二级碎片质谱图（B）

　　化合物55：准分子离子峰［M－H］⁻为 $m/z$ 431.0965，保留时间为56.98 min，分子式为 $C_{21}H_{20}O_{10}$。对其进行子离子分析（图1－57），$m/z$ 269.0446推测为准分子离子峰丢失一分子Glc产生。根据该化合物的准确分子量、质谱行为，推测该化合物为山奈黄苷。

　　化合物57：准分子离子峰［M－H］⁻为 $m/z$ 549.1595，保留时间为62.84 min，分子式为 $C_{26}H_{30}O_{13}$。对其进行子离子分析（图1－58），$m/z$ 255.0649推测为准分子离子峰丢失一分子Api和一分子Glc产生，是甘草苷元在负模式下的特征峰。根据该化合物的准确分子量、质谱行为及文献[5,10]，推测该化合物为芹糖异甘草苷。

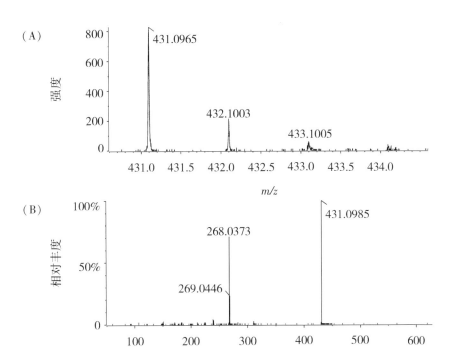

图 1-57 化合物 55 负模式下一级扫描图（A）及二级碎片质谱图（B）

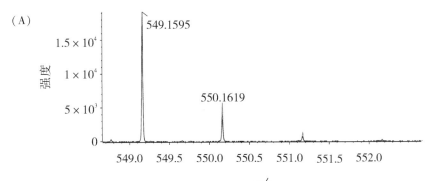

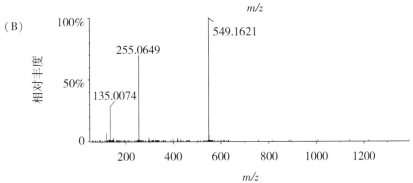

图 1-58 化合物 57 负模式下一级扫描图（A）及二级碎片质谱图（B）

化合物 58：准分子离子峰 ［M + H］⁺ 为 *m/z* 431.1335，保留时间 66.06 min，分子式为 C₂₂H₂₂O₉。对其进行子离子分析（图 1 - 59），*m/z* 269.0809 推测为准分子离子峰丢失一分子 Glc 产生。根据该化合物的准确分子量、质谱行为及文献[1,11]，推测该化合物为芒柄花苷。

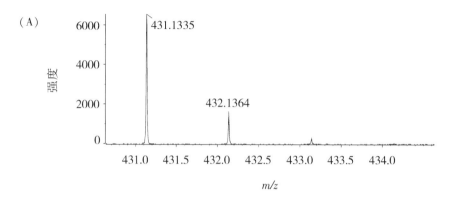

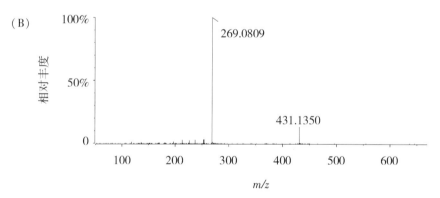

图 1 - 59　化合物 58 正模式下一级扫描图（A）及二级碎片质谱图（B）

化合物 59：准分子离子峰 ［M - H］⁻ 为 *m/z* 417.1179，保留时间为 66.21 min，分子式为 C₂₁H₂₂O₉。对其进行子离子分析（图 1 - 60），255.0648 推测为准分子离子峰丢失一分子 Glc 产生，是甘草苷元在负模式下的特征峰，*m/z* 135.0077 推测为甘草苷元发生 RDA 裂解产生。该化合物的保留时间和裂解行为与异甘草苷对照品一致，故确证该化合物为异甘草苷。

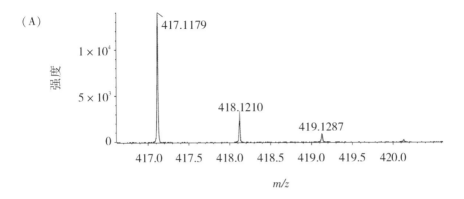

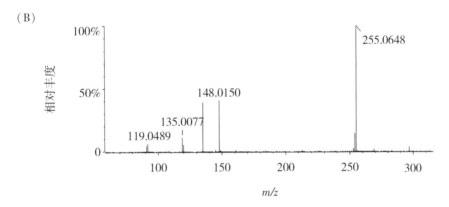

图1-60 化合物59负模式下一级扫描图（A）及二级碎片质谱图（B）

化合物63：准分子离子峰［M－H］⁻为 $m/z$ 255.0658，保留时间为74.42 min，分子式为 $C_{15}H_{12}O_4$。对其进行子离子分析（图1-61），$m/z$ 135.0081推测为准分子离子峰发生 RDA 裂解，丢失一分子 $C_8H_8O$ 产生，$m/z$ 119.0500推测为准分子离子峰丢失一分子 $C_7H_4O_3$ 产生。根据该化合物的准确分子量、质谱行为及文献[12]，推测该化合物为甘草素。

化合物65：准分子离子峰［M－H］⁻为 $m/z$ 285.0393，保留时间为76.60 min，分子式为 $C_{15}H_{10}O_6$。对其进行子离子分析（图1-62），$m/z$ 175.0389推测是准分子离子峰丢失一分子 $C_6H_6O_2$ 产生，$m/z$ 133.0289推测是准分子离子峰发生 RDA 裂解，丢失一分子 $C_7H_4O_4$ 产生。其保留时间和裂解行为与木犀草素对照品一致，故确证该化合物为木犀草素。

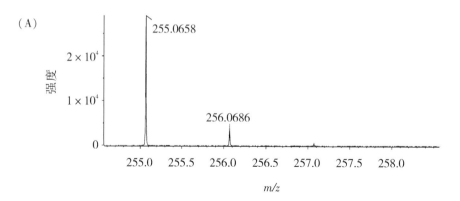

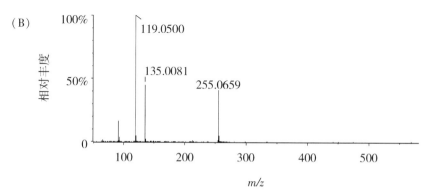

图 1 – 61　化合物 63 负模式下一级扫描图 （A） 及二级碎片质谱图 （B）

化合物 69：准分子离子峰 ［M – H］⁻ 为 $m/z$ 301.0341，保留时间为 77.79 min，分子式为 $C_{15}H_{10}O_7$。对其进行子离子分析 （图 1 – 63），$m/z$ 178.9966 推测是准分子离子峰丢失一分子 $C_7H_6O_2$ 产生，$m/z$ 151.0020 推测是准分子离子峰发生 RDA 裂解产生。其保留时间和裂解行为与槲皮素对照品一致，故确证该化合物为槲皮素。

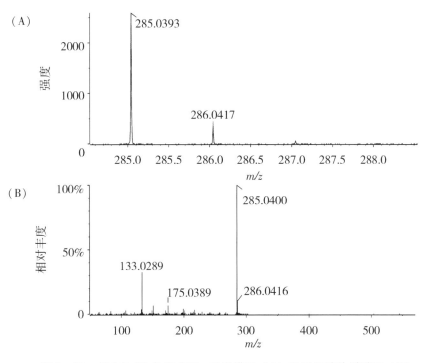

图 1-62　化合物 65 负模式下一级扫描图（A）及二级碎片质谱图（B）

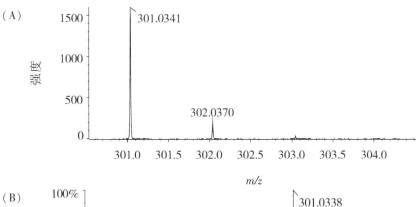

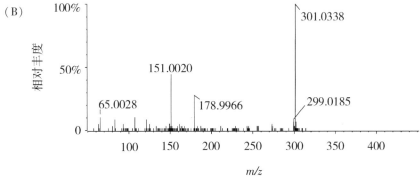

图 1-63　化合物 69 负模式下一级扫描图（A）及二级碎片质谱图（B）

化合物 73：准分子离子峰［M + H］⁺为 $m/z$ 331.0811，保留时间为 89.34 min，分子式为 $C_{17}H_{14}O_7$。对其进行子离子分析（图 1 - 64），$m/z$ 316.0569 推测是准分子离子峰丢失一分子 $CH_3$ 产生，$m/z$ 315.0507 推测是准分子离子峰丢失一个 O 产生，$m/z$ 153.0168 推测是黄酮母核在正模式下发生 RDA 裂解，丢失 $C_{10}H_{10}O_3$ 产生。根据化合物的准确分子量、质谱行为，推测该化合物为苜蓿素。

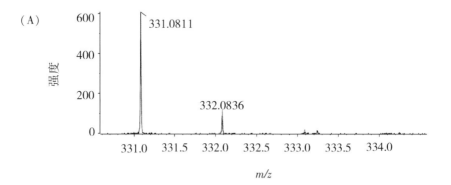

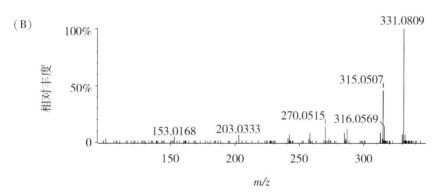

图 1 - 64　化合物 73 正模式下一级扫描图（A）及二级碎片质谱图（B）

化合物 75：准分子离子峰［M - H］⁻为 $m/z$ 299.0544，保留时间为 90.99 min，分子式为 $C_{16}H_{12}O_6$。对其进行子离子分析（图 1 - 65），$m/z$ 284.0292 推测为准分子离子峰丢失一分子甲基（$CH_3$）产生，$m/z$ 256.0335 和 $m/z$ 227.0349 的产生与香叶木素对照品负模式二级质谱裂解方式一致。根据该化合物保留时间和裂解行为，确证该化合物为香叶木素。

化合物 77：准分子离子峰［M - H］⁻为 $m/z$ 299.0536，保留时间为 96.33 min，分子式为 $C_{16}H_{12}O_6$。对其进行子离子分析（图 1 - 66），$m/z$ 284.0294 推测为准分子离子峰丢失一分子甲基（$CH_3$）产生，$m/z$ 227.0333 推测为准分子离子峰同时丢失一分子 $CO_2$ 和一分子 CO 产生。根据该化合物的准确分子量、质谱行为及文献报道[13]，推测该化合物为 3′ - 甲氧基 - 4，5，7 - 三羟基黄酮。

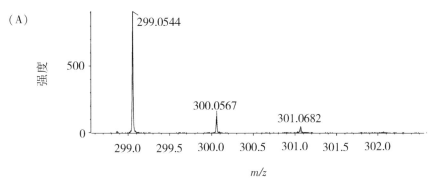

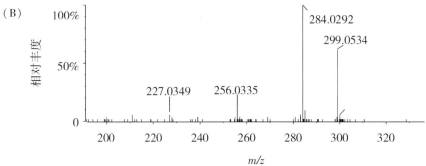

图 1-65 化合物 75 负模式下一级扫描图（A）及二级碎片质谱图（B）

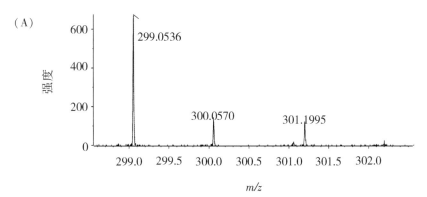

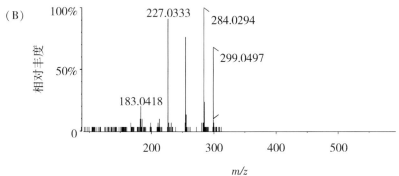

图 1-66 化合物 77 负模式下一级扫描图（A）及二级碎片质谱图（B）

　　化合物79：准分子离子峰［M - H］⁻为 *m/z* 255.0646，保留时间为101.48 min，分子式为C₁₅H₁₂O₄。对其进行子离子分析（图1 - 67），*m/z* 135.0074 和 *m/z* 119.0492 是甘草黄酮类化合物负模式下的常见碎片，为母核发生 RDA 裂解产生，与甘草素一致。根据该化合物的准确分子量、质谱行为及文献[14]，推测该化合物为异甘草素。

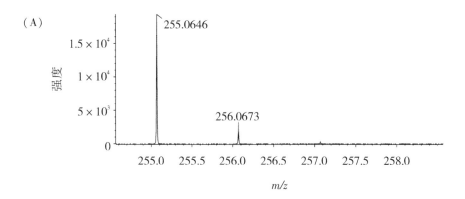

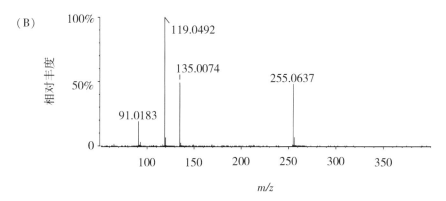

图 1 - 67　化合物 79 负模式下一级扫描图（A）及二级碎片质谱图（B）

　　化合物80：准分子离子峰［M + H］⁺为 *m/z* 269.0809，保留时间为 102.69 min，分子式为C₁₆H₁₂O₄。对其进行子离子分析（图 1 - 68），*m/z* 253.0491 推测是准分子离子峰丢失一个 O 产生，*m/z* 197.0598 和 *m/z* 181.0641 的产生与刺芒柄花素对照品二级质谱裂解方式一致。根据该化合物的保留时间和质谱行为，确证该化合物为刺芒柄花素。

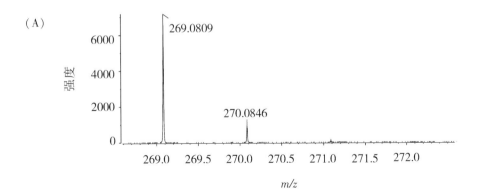

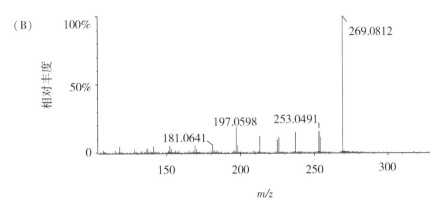

图1-68 化合物80正模式下一级扫描图（A）及二级碎片质谱图（B）

化合物83：准分子离子峰 [M－H]⁻ 为 $m/z$ 337.1413，保留时间为 107.93 min，分子式为 $C_{21}H_{22}O_4$。对其进行子离子分析（图1-69）。$m/z$ 305.1168 推测是准分子离子峰丢失一分子 $CH_3OH$ 产生。根据该化合物的准确分子量、质谱行为，推测该化合物为 4′－O－甲基光甘草定。

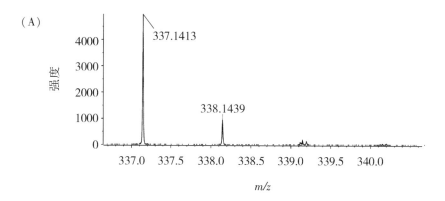

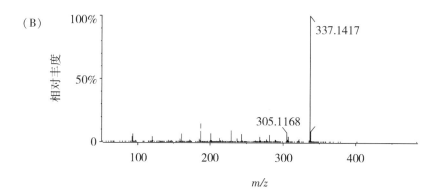

图 1 - 69　化合物 83 负模式下一级扫描图（A）及二级碎片质谱图（B）

### 七、苯丙素和环烯醚萜

化合物 27：准分子离子峰［M－H］⁻为 $m/z$ 363.1291，保留时间为 16.27 min，分子式为 $C_{15}H_{24}O_{10}$。对其进行子离子分析（图 1 - 70），$m/z$ 201.0759 推测是准分子离子峰丢失一分子 Glc 产生，$m/z$ 183.0656 推测是准分子离子峰丢失一分子 $H_2O$ 和一分子 Glc 产生，$m/z$ 165.0549 推测是准分子离子峰丢失两分子 $H_2O$ 和一分子 Glc 产生。根据该化合物的准确分子量、质谱行为，推测该化合物为哈巴苷。

化合物 32：准分子离子峰［M－H］⁻为 $m/z$ 487.1444，保留时间为 22.76 min，分子式为 $C_{21}H_{28}O_{13}$。对其进行子离子分析（图 1 - 71），$m/z$ 179.0338 推测是准分子离子峰丢失一分子 Rha 和一分子 Glc 产生，$m/z$ 161.0244 推测是准分子离子峰丢失一分子 Rha、一分子 Glc 和一分子 $H_2O$ 产生，$m/z$ 135.0440 推测是准分子离子峰丢失了一分子 Rha、一分子 Glc 和一分子 $CO_2$ 产生的。根据该化合物的准确分子量、质谱行为和文献查阅结果[15]，推测该化合物为肉苁蓉苷 F。

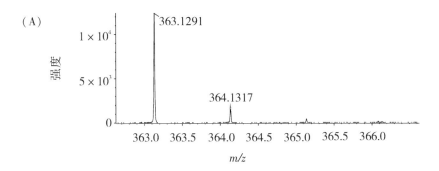

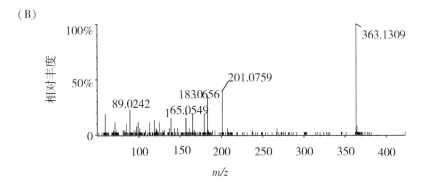

图1-70 化合物27负模式下一级扫描图（A）及二级碎片质谱图（B）

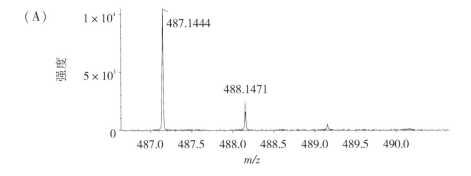

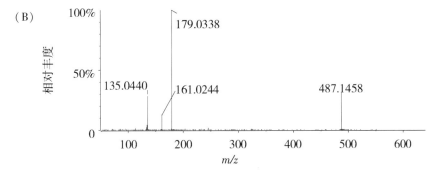

图1-71 化合物32负模式下一级扫描图（A）及二级碎片质谱图（B）

化合物 46：准分子离子峰 ［M－H］－ 为 $m/z$ 623.1976，保留时间为 48.41 min，分子式为 $C_{29}H_{36}O_{15}$。对其进行子离子分析（图 1－72），$m/z$ 461.1678 推测是准分子离子峰丢失一分子含氧鼠李糖，$m/z$ 161.0235 与文献报道[16]的麦角甾苷的质谱行为一致。根据该化合物的准确分子量、质谱行为及文献[16]，推测该化合物为麦角甾苷。

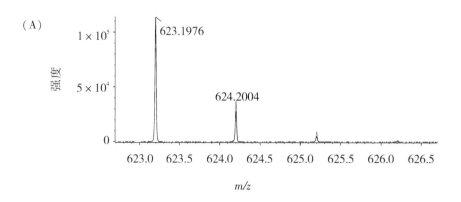

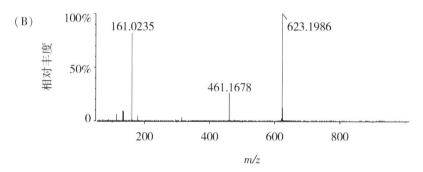

图 1－72　化合物 46 负模式下一级扫描图（A）及二级碎片质谱图（B）

化合物 50：准分子离子峰 ［M－H］－ 为 $m/z$ 623.1975，保留时间为 52.22 min，分子式为 $C_{29}H_{36}O_{15}$。对其进行子离子分析（图 1－73），$m/z$ 461.1675 推测是准分子离子峰丢失一分子含氧鼠李糖，$m/z$ 161.0238 和 $m/z$ 135.0440 与文献报道[16]的异麦角甾苷的质谱行为一致。该化合物与麦角甾苷的质谱行为相似，但出峰时间在麦角甾苷的后面，推测该化合物为异麦角甾苷。

化合物 54：准分子离子峰 ［M－H］－ 为 $m/z$ 783.2723，保留时间为 56.82 min，分子式为 $C_{36}H_{48}O_{19}$。对其进行子离子分析（图 1－74），$m/z$ 607.2276 推测为准分子离子峰丢失一分子 $C_7H_{13}O_5$ 产生。其保留时间和裂解行为与安格洛苷 C 对照品一致，故确证该化合物为安格洛苷 C。

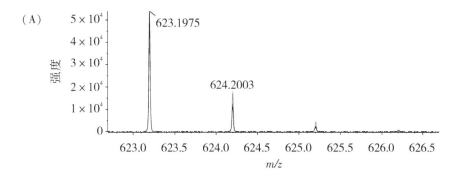

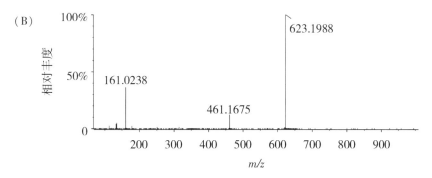

图1-73 化合物50负模式下一级扫描图（A）及二级碎片质谱图（B）

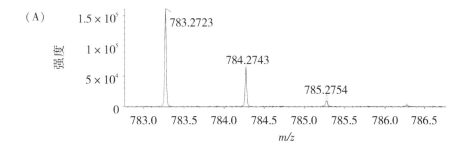

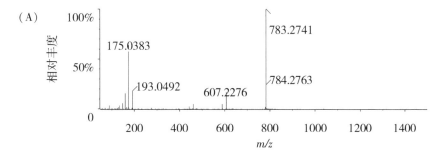

图1-74 化合物54负模式下一级扫描图（A）及二级碎片质谱图（B）

化合物60：准分子离子峰［M－H］⁻为 $m/z$ 493.1679，保留时间为73.66 min，分子式为 $C_{24}H_{30}O_{11}$。对其进行子离子分析（图1－75），$m/z$ 345.1161 推测为准分子离子峰丢失一分子 $C_9H_7O_2$ 产生，$m/z$ 147.0434 推测为 $C_9H_7O_2$ 残基，$m/z$ 165.0535，$m/z$ 103.0544 的产生和哈巴俄苷对照品的负模式质谱裂解方式一致。根据该化合物的保留时间和裂解行为，确证该化合物为哈巴俄苷。

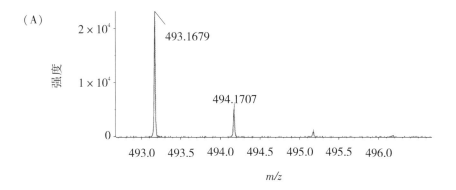

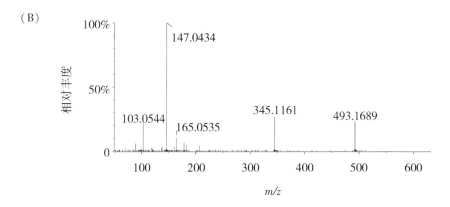

图1－75　化合物60负模式下一级扫描图（A）及二级碎片质谱图（B）

化合物61：准分子离子峰［M＋H］⁺为 $m/z$ 149.0598，保留时间为73.68 min，分子式为 $C_9H_8O_2$。对其进行子离子分析（图1－76），$m/z$ 121.0650 推测是准分子离子峰丢失一分子 CO 产生，$m/z$ 93.0713 推测是准分子离子峰丢失两分子 CO 产生。根据该化合物的准确分子量、质谱行为及文献[17]，推测该化合物为二氢香豆素。

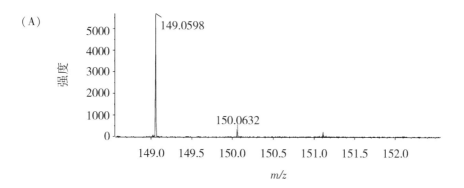

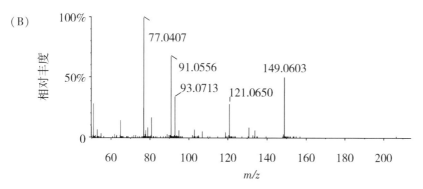

图 1 - 76 化合物 61 正模式下一级扫描图 （A） 及二级碎片质谱图 （B）

化合物 62：准分子离子峰 ［M - H］¯ 为 $m/z$ 539.1745，保留时间为 73.75 min，分子式为 $C_{25}H_{32}O_{13}$。对其进行子离子分析 （图 1 - 77），$m/z$ 493.1679 推测是准分子离子峰丢失一分子 HCOOH 产生，$m/z$ 345.1169 推测是准分子离子峰丢失一分子 $C_{10}H_{10}O_4$ 产生。根据该化合物的准确分子量、质谱行为，推测该化合物为 8 - O - 阿魏酰基哈帕苷。

化合物 81：准分子离子峰 ［M + H］⁺ 为 $m/z$ 369.1335，保留时间为 104.50 min，分子式为 $C_{21}H_{20}O_6$。对其进行子离子分析 （图 1 - 78），$m/z$ 313.0705 推测是准分子离子峰丢失两分子 CO 产生，$m/z$ 271.0607 推测是准分子离子峰同时丢失两分子 CO 和一分子 $CH_4O$ 产生。根据该化合物的准确分子量、质谱行为，推测该化合物为甘草香豆精。

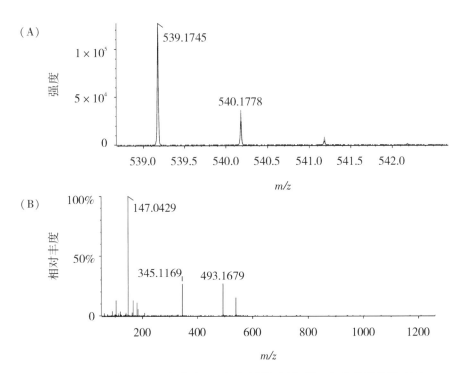

图 1-77　化合物 62 负模式下一级扫描图（A）及二级碎片质谱图（B）

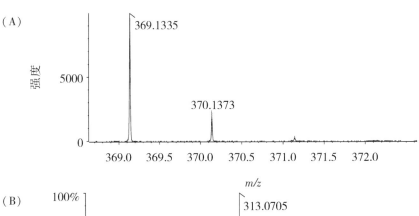

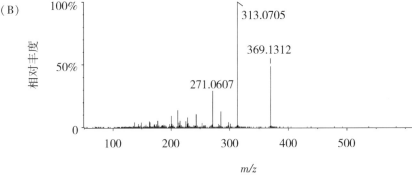

图 1-78　化合物 81 正模式下一级扫描图（A）及二级碎片质谱图（B）

## 八、皂苷

化合物64：准分子离子峰［M－H］⁻为 *m/z* 1397.6516，保留时间为75.02 min，分子式为 $C_{65}H_{106}O_{32}$。对其进行子离子分析（图1-79），*m/z* 1073.5549 推测是准分子离子峰丢失两分子 Glc 产生，*m/z* 744.3308 的产生与灰毡毛忍冬皂苷乙对照品的质谱行为一致。其保留时间和裂解行为与灰毡毛忍冬皂苷乙对照品一致，故确证该化合物为灰毡毛忍冬皂苷乙。

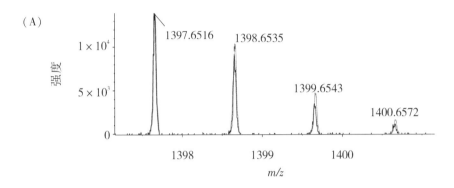

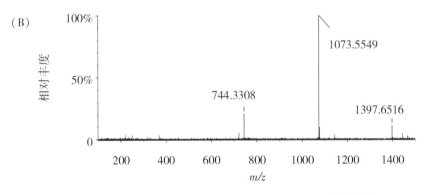

图1-79 化合物64负模式下一级扫描图（A）及二级碎片质谱图（B）

化合物66：准分子离子峰［M＋H］⁺为 *m/z* 913.5130，保留时间为77.19 min，分子式为 $C_{47}H_{76}O_{17}$。对其进行子离子分析（图1-80），*m/z* 781.4760 推测是准分子离子峰丢失一分子 Ara 产生，*m/z* 751.4601 推测是准分子离子峰丢失一分子 Glc 产生，*m/z* 455.3512 推测是准分子离子峰丢失一分子 Ara、一分子 Rha 和一分子 Glc 产生。根据该化合物的准确分子量、质谱行为，推测该化合物为灰毡毛忍冬次皂苷甲。

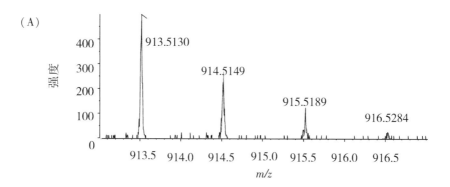

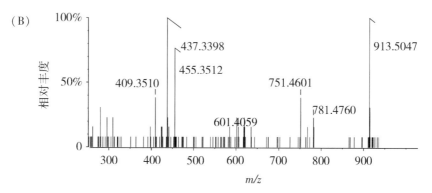

图 1-80  化合物 66 正模式下一级扫描图（A）及二级碎片质谱图（B）

化合物 67：准分子离子峰［M - H］⁻ 为 $m/z$ 1235.5997，保留时间为 77.23 min，分子式为 $C_{59}H_{96}O_{27}$。对其进行子离子分析（图 1-81），$m/z$ 911.5033 推测是准分子离子峰丢失两分子 Glc 产生。其保留时间和裂解行为与灰毡毛忍冬皂苷甲对照品一致，故确证该化合物为灰毡毛忍冬皂苷甲。

化合物 68：准分子离子峰［M - H］⁻ 为 $m/z$ 911.4993，保留时间为 77.24 min，分子式为 $C_{47}H_{76}O_{17}$。对其进行子离子分析（图 1-82），$m/z$ 749.4506 推测是准分子离子峰丢失一分子 Glc 产生，$m/z$ 603.3903 推测是准分子离子峰丢失一分子 Glc 和一分子 Rha 产生。根据该化合物的精确分子量及质谱行为，推测该化合物为 3 - O - α - L - arabinopyranosyl（2→1）- O - α - L - rhamnopyranosyl - hedera - genin - 28 - O - β - D - glucopyranosyl ester。

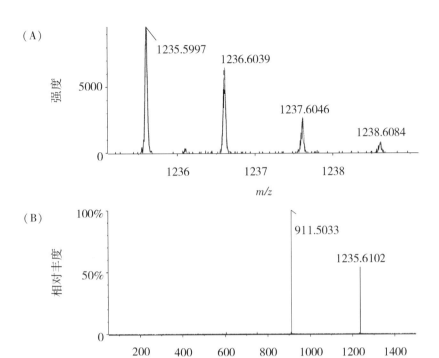

图 1-81　化合物 67 负模式下一级扫描图（A）及二级碎片质谱图（B）

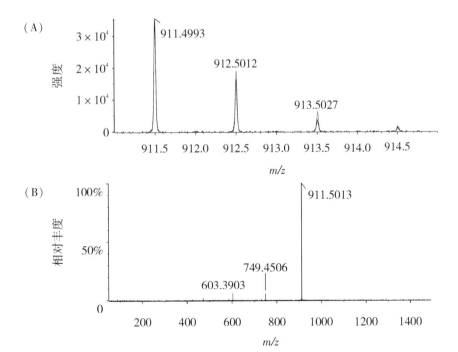

图 1-82　化合物 68 负模式下一级扫描图（A）及二级碎片质谱图（B）

化合物70: 准分子离子峰［M - H］⁻为 m/z 1073.5496, 保留时间为79.70 min, 分子式为 $C_{53}H_{86}O_{22}$。对其进行子离子分析（图 1 - 83）, m/z 749.4489 推测是准分子离子峰丢失两分子 Glc 产生, m/z 323.0972 推测是一分子麦芽糖残基。根据该化合物的准确分子量、质谱行为, 推测该化合物为川续断皂苷乙。

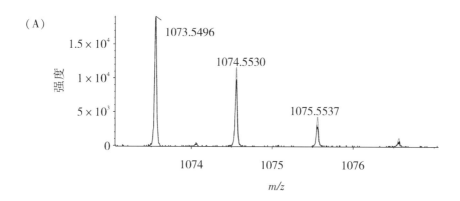

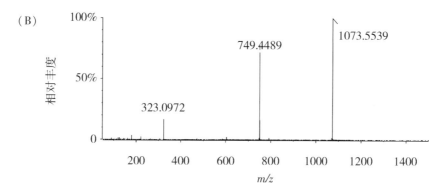

图 1 - 83　化合物 70 负模式下一级扫描图（A）及二级碎片质谱图（B）

化合物71: 准分子离子峰［M - H］⁻为 m/z 749.4461, 保留时间为 79.72 min, 分子式为 $C_{41}H_{66}O_{12}$。对其进行子离子分析（图 1 - 84）, m/z 603.3865 推测是准分子离子峰丢失一分子 Rha 产生。根据该化合物的准确分子量、质谱行为, 推测该化合物为 3 - O - ［α - L - Rha - （1→2） - β - D - arabinopyranosyl］hederagenin。

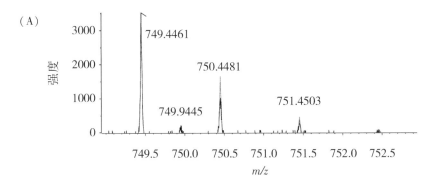

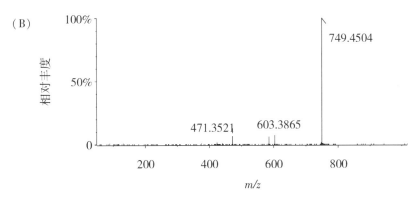

图 1 - 84 化合物 71 负模式下一级扫描图（A）及二级碎片质谱图（B）

化合物 72：准分子离子峰 ［M - H］⁻ 为 $m/z$ 927.4934，保留时间为 81.62 min，分子式为 $C_{47}H_{76}O_{18}$。对其进行子离子分析（图 1 - 85），$m/z$ 603.3911 推测是准分子离子峰丢失两分子分子 Glc 产生。根据该化合物的准确分子量、质谱行为，推测该化合物为木通皂苷 D。

化合物 74：准分子离子峰 ［M - H］⁻ 为 $m/z$ 1073.5437，保留时间为 90.34 min，分子式为 $C_{53}H_{86}O_{22}$。对其进行子离子分析（图 1 - 86），$m/z$ 911.4934 推测是准分子离子峰丢失一分子 Glc 产生。根据该化合物的准确分子量、质谱行为，推测该化合物为灰毡毛忍冬次皂苷乙。

化合物 76：准分子离子峰 ［M - H］⁻ 为 $m/z$ 795.4455，保留时间为 95.18 min，分子式为 $C_{42}H_{68}O_{14}$。对其进行子离子分析（图 1 - 87），$m/z$ 471.3444 推测是准分子离子峰丢失两分子分子 Glc 产生。根据该化合物的准确分子量、质谱行为，推测该化合物为 28 - O - ［β - D - Glc - （1→6） - β - D - Glc］ - 常春藤皂苷。

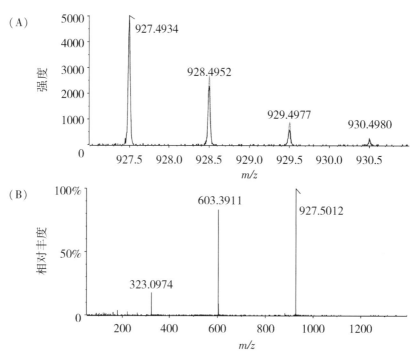

图 1-85 化合物 72 负模式下一级扫描图（A）及二级碎片质谱图（B）

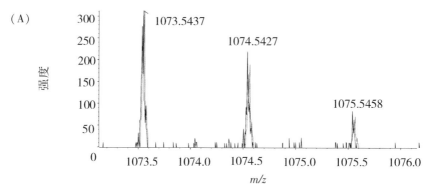

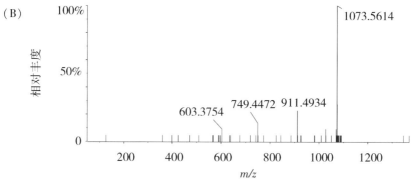

图 1-86 化合物 74 负模式下一级扫描图（A）及二级碎片质谱图（B）

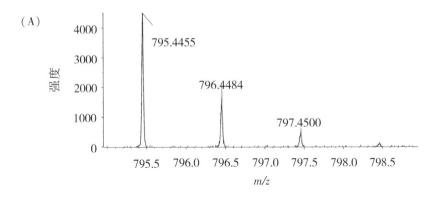

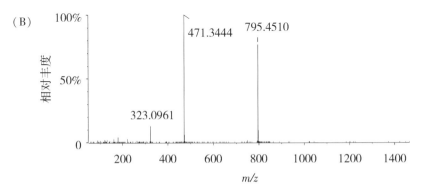

图1-87 化合物76负模式下一级扫描图（A）及二级碎片质谱图（B）

化合物78：准分子离子峰［M＋H］⁺为 $m/z$ 823.4098，保留时间为100.92 min，分子式为 $C_{42}H_{62}O_{16}$。对其进行子离子分析（图1-88），$m/z$ 647.3765 推测是准分子离子峰丢失一分子 $C_6H_8O_6$ 产生，$m/z$ 471.3453 推测是准分子离子峰丢失两分子 $C_6H_8O_6$ 产生，$m/z$ 453.3362 推测是准分子离子峰丢失两分子 $C_6H_8O_6$ 和一分子 $H_2O$ 产生。根据文献报道[18]，$m/z$ 453.3362 是典型的齐墩果烷型三萜皂苷母核，并根据该化合物的准确分子量、质谱行为，推测该化合物为甘草酸。

化合物82：准分子离子峰［M－H］⁻为 $m/z$ 749.4381，保留时间为106.36 min，分子式为 $C_{41}H_{66}O_{12}$。对其进行子离子分析（图1-89），$m/z$ 603.3814 推测是准分子离子峰丢失一分子 Rha 产生。根据该化合物的准确分子量、质谱行为，推测该化合物为无患子皂苷A。

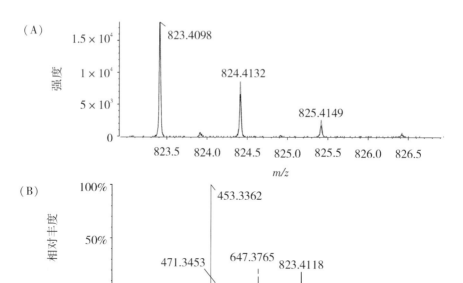

图 1-88 化合物 78 正模式下一级扫描图（A）及二级碎片质谱图（B）

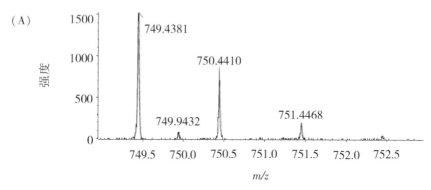

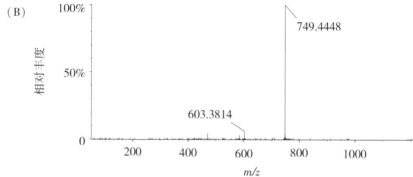

图 1-89 化合物 82 负模式下一级扫描图（A）及二级碎片质谱图（B）

## 九、其他

化合物33：准分子离子峰 [M+H]$^+$ 为 $m/z$ 141.0547，保留时间为 24.81 min，分子式为 $C_7H_8O_3$。对其进行子离子分析（图 1-90），$m/z$ 126.0309 推测是准分子离子峰丢失一分子 $CH_3$ 产生，$m/z$ 97.0304 推测是准分子离子峰丢失一分子 $CH_4$ 和一分子 CO 产生，$m/z$ 81.0682 推测是准分子离子峰丢失一分子 $CH_3OH$ 和一分子 CO 产生。根据该化合物准确分子量、质谱行为，推测该化合物为 5-甲氧基甲基糠醛。

化合物36：准分子离子峰 [M-H]$^-$ 为 $m/z$ 151.0409，保留时间为 33.42 min，分子式为 $C_8H_8O_3$。对其进行子离子分析（图 1-91），$m/z$ 136.0169 推测是准分子离子峰丢失一分子 $CH_3$ 产生，$m/z$ 108.0210 推测是准分子离子峰丢失一分子 $CH_3$ 和一分子 CO 产生。根据该化合物准确分子量、质谱行为，推测该化合物为香草醛。

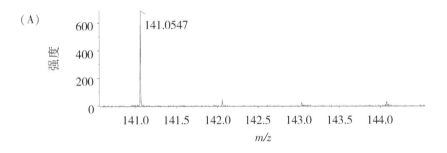

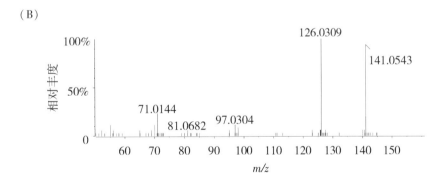

图 1-90 化合物33正模式下一级扫描图（A）及二级碎片质谱图（B）

（A）

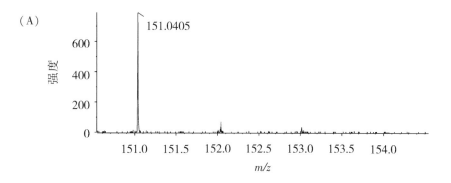

（B）

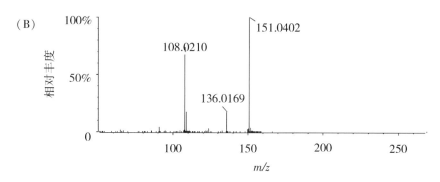

图1-91　化合物36负模式下一级扫描图（A）及二级碎片质谱图（B）

# 第四节　本章小结

　　本实验从口炎清浸膏中共检出83种成分，可归为氨基酸及寡肽、嘌呤嘧啶核苷类、糖类、生物碱、有机酸、黄酮和黄酮苷、苯丙素和环烯醚萜、皂苷和其他化合物9类成分。各种类具体检出个数和药材归属个数见表1-5和表1-6。由表1-5可得，黄酮类成分种数约占目前所检测出的口炎清成分总数的27%，其次是有机酸、氨基酸及寡肽，均约占15%。

表1-5 各种类化合物检出及鉴定的种数

| 种 类 | 成分种数/种 |
| --- | --- |
| 糖类 | 6 |
| 氨基酸和寡肽 | 13 |
| 嘌呤嘧啶核苷类 | 4 |
| 其他生物碱 | 3 |
| 有机酸 | 13 |
| 黄酮 | 22 |
| 苯丙素和环烯醚萜 | 9 |
| 皂苷 | 11 |
| 其他 | 2 |

根据表1-6可知,山银花贡献的成分数量最多,其次是麦冬、甘草和天冬。氨基酸类和糖类的成分主要由麦冬和天冬两味药材贡献,苯丙素和环烯醚萜类主要由玄参贡献,黄酮类更多的是来自甘草和山银花两味药材,有机酸类中的绝大多数是山银花贡献的。根据五味药材的文献调研,山银花的有机酸类、黄酮类和皂苷类,甘草的黄酮类和皂苷,玄参的苯丙素和环烯醚萜类成分多具有抗炎、抗菌、抗氧化的功效[19-25]。

表1-6 各种类化合物归属种数

| 药 材 | 成分种数/种 |
| --- | --- |
| 山银花 | 35 |
| 麦冬 | 21 |
| 天冬 | 20 |
| 玄参 | 12 |
| 甘草 | 21 |

本研究中检出的糖类大多归属于麦冬和天冬两味药材,其中麦冬的MDG-1型多糖的基本单元(由5个呋喃型果糖脱水缩合而成的结构)也有检出。文献[26-28]报道显示,麦冬多糖具有清除自由基、抗心肌缺血和降血糖的活性。有文献报道过检出了麦冬皂苷和高异黄酮类成分,在口炎清中检出较少,可能与其水提醇沉生产工艺有关。

另外,本研究检出鉴定了前人研究较少的氨基酸和寡肽类成分;氨基酸除了承担构成动植物蛋白质的架构功能、低聚形成具有生理活性的多肽外,还有明显的耐缺氧、抗疲劳，以及提高免疫力的功能[29-30]。在检出的氨基酸中精氨酸和赖氨酸相对含量较高。精氨酸是参与体内尿素循环等生化反应的重要中间媒介，能够促进细胞代谢和分裂；赖氨酸是皮肤胶原蛋白合成的基本原料。由此推断，口炎清中所含的主要氨基酸能够帮助因溃疡受损的口腔上皮细胞的自我修复，同时增强机体免疫力，促进新陈代谢，从而缩短病程。

本研究首次从口炎清浸膏中检出嘌呤核苷类和生物碱类成分。嘌呤核苷具有促进伤口愈合的作用[31]，生物碱类成分具有抗炎镇痛的效果[32-33]。

口炎清中的有机酸成分研究较多，主要来源于山银花。而山银花贡献的成分之多，也反映了其在处方中的重要地位。山银花中的另一类主要成分为皂苷，本研究检出的皂苷成分，一半以上由山银花贡献。药效研究表明，山银花皂苷类成分具有很好的抗炎性能[34]。

综上所述，本研究通过对口炎清化学成分进行系统分析，阐明了口炎清的化学物质基础。

## 参考文献

[1] 苏薇薇，曹晖. 中药注射剂重大共性关键技术示范研究 [M]. 广州：广东科技出版社，2013.

[2] FANG N，YU S，PRIOR R L. LC/MS/MS characterization of phenolic constituents in dried plums [J]. Journal of agricultural and food chemistry，2002，50 (12)：3579-3585.

[3] ZU Y，LI C，FU Y，et al. Simultaneous determination of catechin, rutin, quercetin kaempferol and isorhamnetin in the extract of sea buckthorn *Hippophae rhamnoides* leaves by RP-HPLC with DAD [J]. Journal of pharmaceutical and biomedical analysis，2006，41 (3)：714-719.

[4] LIAO W C，LIN Y H，CHANG T M，et al. Identification of two licorice species, *Glycyrrhiza uralensis* and *Glycyrrhiza glabra*, based on separation and identification of their bioactive components [J]. Food chemistry，2012，132 (4)：2188-2193.

[5] ZHENG X，SHI P，CHENG Y，et al. Rapid analysis of a Chinese herbal prescription by liquid chromatography-time-of-flight tandem mass spectrometry [J]. Journal of chromatography A，2008，1206 (2)：140-146.

[6] 徐英，董静，王弘，等. 电喷雾-离子阱-飞行时间质谱联用研究黄酮和异黄酮苷元 C 环上的裂解规律 [J]. 高等学校化学学报，2009，30 (1)：46-50.

[7] CHEN H，CHEN X，HAN Q，et al. A new strategy for quality control and qualitative analysis of Yinhuang preparations by HPLC-DAD-MS/MS [J]. Analytical and bioanalytical chemistry，2012，404 (6-7)：1851-1865.

［8］ 李宗主，潘瑞乐，李展，等. 阳春砂仁中总黄酮，异槲皮苷和槲皮苷含量测定研究［J］. 科技导报，2009（9）：30－33.

［9］ HVATTUM E，KEEBERG D. Study of the collision－induced radical cleavage of flavonoid glycosides using negative electrospray ionization tandem quadrupole mass spectrometry［J］. Journal of mass spectrometry，2003，38（1）：43－49.

［10］ 刘育辰，李铮，马丽端，等. 同时检测甘草中4种黄酮糖苷类成分的方法及其在基源植物鉴别上的应用［J］. 中国药学杂志，2011，46（14）：1112－1116.

［11］ 李锐，付铁军，及元乔，等. 膜荚黄芪与蒙古黄芪化学成分的高效液相色谱－质谱研究［J］. 分析化学，2006，33（12）：1676－1680.

［12］ 李忠红，倪坤仪，杜冠华. 高效液相色谱－质谱法鉴定中药复方小续命汤有效成分组中醇溶性成分［J］. 分析化学，2007，35（2）：233－239.

［13］ OWEN R W，HAUBNER R，HULL W E，et al. Isolation and structure elucidation of the major individual polyphenols in carob fibre［J］. Food and chemical toxicology，2003，41（12）：1727－1738.

［14］ 周燕，王明奎，廖循，等. 甘草化学成分的高效液相色谱－串联质谱分析［J］. 分析化学，2004，32（2）：174－178.

［15］ SANZ M，SIMÓN B F，CADAHÍA E，et al. LC－DAD/ESI－MS/MS study of phenolic compounds in ash（Fraxinus excelsior L. and F. americana L.）heartwood. Effect of toasting intensity at cooperage［J］. Journal of mass spectrometry，2012，47（7）：905－918.

［16］ 王义明，张思巨，罗国安，等. 用LC/ESI－MS/MS研究肉苁蓉与其代用品中的苯乙醇苷类化合物［J］. 中国实验方剂学杂志，2009（S1）.

［17］ GASPARETTO J C，DE FRANCISCO G，THAIS M. Development and validation of two methods based on high－performance liquid chromatography－tandem mass spectrometry for determining 1，2－benzopyrone，dihydrocoumarin，O－coumaric acid，syringaldehyde and kaurenoic acid in guaco extracts and pharmaceutical preparations［J］. Journal of separation science，2011，34（7）：740－748.

［18］ 吴立军. 天然药物化学［M］. 北京：人民卫生出版社，2005.

［19］ 柴兴云，窦静，贺清辉，等. 山银花中酚酸类成分研究［J］. 中国天然药物，2004，2（6）：339.

［20］ 陈敏，吴威巍，沈国强，等. 灰毡毛忍冬化学成分研究——灰毡毛忍冬素F和G的结构测定［J］. 药学学报，1994，29（8）：617.

［21］ 柴兴云，王林，宋越，等. 山银花中黄酮类成分的研究［J］. 中国药科大学学报，2004，35（4）：299.

［22］ 陈君，许小方，柴兴云，等. 灰毡毛忍冬花蕾的化学成分［J］. 中国天然药

物，2006，4（5）：347.

[23] 柴兴云，李萍，窦静，等. 山银花中皂苷类成分研究［J］. 中国天然药物，2004，2（2）：83.

[24] 李静. 中药玄参中环烯醚萜苷类成分的研究［D］. 西安：西北大学，2006.

[25] 杨晓露，刘朵，卞卡，等. 甘草总黄酮及其成分体外抗炎活性及机制研究［J］. 中国中药杂志，2013，38（1）：99－104.

[26] 王小梅，薛慧君，孙润广. 超声提取功率对麦冬多糖体外清除羟基自由基作用影响的研究［J］. 食品工业科技，2011（4）：72－74.

[27] 王源，王硕，王令仪，等. 麦冬多糖 MDG－1 对糖尿病小鼠模型的降糖作用［J］. 上海中医药大学学报，2011，25（4）：66－70.

[28] 黄妮，熊双丽，卢飞. 绵麦冬多糖的分离纯化及自由基清除活性［J］. 林产化学与工业，2011，31（1）：68－72.

[29] 张敏红，李美琴，曾宪武. 麦冬类药材氨基酸分析［J］. 基层中药杂志，2000，14（2）：7－8.

[30] 赵珺彦，翟鹏贵. 复合氨基酸制剂抗疲劳作用的实验研究［J］. 中国卫生检验杂志，2010（5）：1068－1070.

[31] DESAI A，CHEN J F. Adenosine promoteswound healing and mediates angiogenesis in response to tissue injury via occupancy of A（2A）receptors［J］. Am J pathol，2002，160（6）：2009－2018.

[32] 凌丽，肖雪，刘安平，等. 烟碱预处理对全身炎症反应综合征大鼠血浆细胞因子的影响研究［J］. 实用心脑肺血管病杂志，2011，19（11）：1871－1874.

[33] 王大伟，周荣斌，姚咏明. 胆碱能抗炎通路在炎症反应中的作用［J］. 生理科学进展，2010，41（3）：217－220.

[34] 白枫. 黄褐毛忍冬总皂苷对卵清蛋白致敏小鼠的免疫调节作用［D］. 重庆：重庆医科大学，2009.

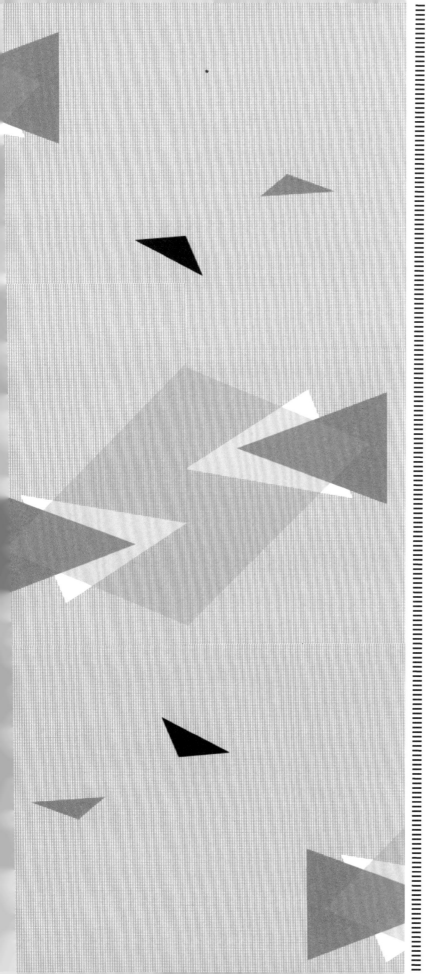

第二章 口炎清药效作用特点研究

# 第一节　研　究　概　述

口炎清颗粒临床上主要应用于阴虚火旺的口腔炎症疾病的治疗，如复发性口腔溃疡等。本章采用大鼠阴虚火旺型口腔溃疡模型以及细胞急性炎症模型，通过体内外两个模型共同阐释口炎清颗粒的药效学特点。

# 第二节　动　物　实　验

【实验材料】

（一）实验动物

SD 雄性大鼠 48 只，SPF 级，体质量 120～150 g，由广东省医学实验动物中心提供，许可证号：SCXK（粤）2013 – 0002。

（二）实验药品与试剂

口炎清浸膏（广州白云山和记黄埔中药有限公司，批号：J3M009），用蒸馏水分别配制成 26.1 mg/mL，78.3 mg/mL，234.9 mg/mL；牛黄解毒片（NP，北京同仁堂科技发展股份有限公司制药厂，批号：13121398），用蒸馏水配制成 7.3 mg/mL；三碘甲腺原氨酸（T3，百灵威科技有限公司，批号：L720N03），用 0.1 mol/L NaOH 溶液 1 mL 溶解后，再用生理盐水配制成 100 μg/mL；苯酚（广州化学试剂厂，批号：20130503 – 1），用蒸馏水稀释至 90%；异氟烷（河北九派制药股份有限公司，批号：130601）；BCA 蛋白浓度测定试剂盒，购自碧云天生物技术研究所；超氧化物歧化酶（SOD）测试盒、一氧化氮合成酶（NOS）测试盒、丙二醛（MDA）测定试剂盒及谷胱甘肽 – 过氧化物酶（GSH – PX）测试盒，均购自南京建成生物工程研究所。

（三）实验仪器

超低温冰箱（海尔 BCD – 568W）；十万分之一电子天平（Sartorius BP211D）；电子体温计（欧姆龙大连有限公司 MC – 347 型）；麻醉机（美国马特 MATRX）；冷冻离心机（Eppendorf 5430R）。

（四）实验环境

动物饲养于广东省中山大学生命科学学院中药与海洋药物实验室，许可证号：SCXK – （粤）2009 – 0020。实验室洁净度 SPF 级，温度 20 ～ 23 ℃，相对湿度 50% ～ 65%。在实验动物适应新环境 10 天后开始实验。

【实验内容】

（一）实验分组

大鼠随机分成空白对照组，阴虚火旺型口腔溃疡模型组，阳性对照牛黄解毒片（NP）组，口炎清颗粒低、中、高剂量组，共 6 组，每组 8 只。

（二）造模方法[3 – 4]

除空白对照组外，各组大鼠均构建阴虚火旺模型，具体如下：皮下注射 100 μg/kg体重的 T3 溶液，体积为 1 mL/kg，连续 15 天。空白对照组注射等体积溶剂。

在构建阴虚火旺模型的基础上，进一步构建口腔溃疡模型。具体如下：在第 8 天，大鼠经异氟烷麻醉后，暴露左右两侧颊囊；接着将一小棉球置于自制的一根长 6 cm、下端内径约 4 mm 的塑料管，并使棉球底部与塑料管下口平齐；然后滴加 90% 苯酚直至刚好浸透棉球；最后将塑料管的棉球端平放在大鼠两侧颊黏膜上，分别灼烧 30 s，即见直径约 4 mm 的白色损伤，48 h 后观察。

（三）给药

阴虚火旺造模的同时，开始灌胃给药。NP 组每次 0.073 g/kg 体重，口炎清低剂量组每次 0.261 g/kg 体重、中剂量组每次 0.783 g/kg 体重、高剂量组每次 2.349 g/kg 体重，每日两次，连续 15 天，空白对照组与阴虚火旺型口腔溃疡模型组给予等体积蒸馏水；其中，口炎清低剂量每次 0.261 g/kg 体重和 NP 组每次 0.073 g/kg 体重为人体临床等效剂量。

### （四）阴虚火旺检测指标

#### 1. 一般状态

观察记录毛色变化、大小便及情绪情况等。

#### 2. 体重

于上午 9 点供给食物前称体重。

#### 3. 摄食量或饮水量

于上午注射、灌胃后称量每笼剩余食物量和水量，平均摄食量 = 总摄食量/每笼大鼠数量，平均饮水量 = 总饮水量/每笼大鼠数量。

#### 4. 体温

于下午 2 — 4 点用电子体温计测肛温。

### （五）口腔溃疡检测指标

#### 1. 口腔溃疡情况

口腔溃疡造模后，每天早上将大鼠经异氟烷麻醉后，观察其溃疡的出现时间、愈合时间、范围、颜色等。

#### 2. 组织病理观察

在大鼠末次给药 1 h 后，每组随机选取 2 只动物，经 10% 水合氯醛腹腔过量注射处死后，暴露大鼠左右颊囊，切取 5 mm×3 mm 深达黏膜下层的黏膜组织，经无菌生理盐水冲洗后，置于 10% 福尔马林固定，24 h 后将标本进行石蜡包埋，制作切片后，进行组织病理观察。

#### 3. 组织生化指标检测

大鼠末次给药 1 h 后，用 10% 水合氯醛腹腔过量注射处死，然后用组织剪取下黏膜组织，经 4 ℃ 生理盐水漂洗，并用滤纸拭干后称重，制备 10% 的组织匀浆（组织/生理盐水：1/9，$V/V$），离心（4 ℃，2500 r/min）10 min，取上清液分装，并于 -80 ℃ 冰箱冷藏。按照试剂盒说明书测定上清液的 SOD、MDA、GSH - PX、NOS 等。

## （六）数据分析

采用 SPSS 19.0 软件，运用单因素方差分析（ANOVA）和 $T$ 检验方法进行分析，结果以"均值 ± 标准差"（$\bar{x} + s$）表示。

## 【实验结果】

### （一）阴虚火旺型口腔溃疡模型

#### 1. 阴虚火旺模型

阴虚火旺指阴阳失调、阴精亏损致使虚火亢盛的病理变化，主要表现为烦躁易怒、形体消瘦、食欲亢进、口干咽燥、五心烦热等特征[5-6]。研究结果（表 2 - 1、图 2 - 1）表明：阴虚火旺造模第 7 天，模型组大鼠抓取反应较大，情绪较为激动，易出汗、尿黄，毛较易掉，反映了烦躁易怒的特征；摄食量和饮水量均大于空白对照组，分别反映食欲亢进和口干咽燥的特征；体重显著低于空白对照组（$P < 0.01$），反映形体消瘦的特征；体温显著高于空白对照组（$P < 0.01$），反映五心烦热的特征。由此可见，在阴虚火旺造模第 7 天（即溃疡造模前一天），大鼠出现的症状，能够模拟阴虚火旺的主要临床特征。

表 2 - 1　T3 对体重、体温、摄食量和饮水量的影响

| 观测指标 | 实验第 1 天体重/g | 实验第 7 天体重/g | 实验前体温/℃ | 实验前第 7 天体温/℃ | 实验第 7 天摄食量/g | 实验第 7 天饮水量/g |
|---|---|---|---|---|---|---|
| 空白组 | 280.00 ± 10.68 | 330.25 ± 12.52 | 36.86 ± 0.35 | 36.40 ± 0.48 | 28.7 | 61.6 |
| 模型组 | 274.63 ± 15.31 | 282.75 ± 16.69** | 37.08 ± 0.26 | 37.80 ± 0.42** | 37.5 | 88.8 |

注：与空白对照组比较，*$P < 0.05$，**$P < 0.01$；$d_0$ 为实验开始前一天；$d_1$ 为实验第 1 天；$d_7$ 为实验第 7 天。

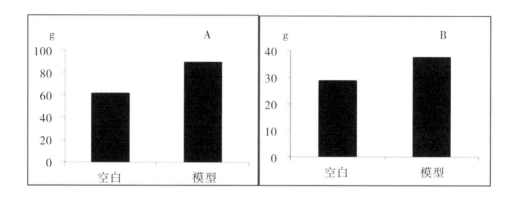

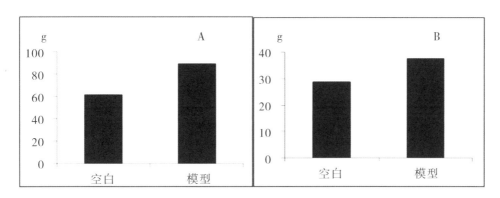

图2-1 T3对饮水量（A）、摄食量（B）、体重（C）和体温（D）的影响

注：与空白对照组比较，$^*P<0.05$，$^{**}P<0.01$。

### 2. 口腔溃疡模型

研究结果（图2-2）表明：模型组大鼠口腔黏膜经90%苯酚烧灼，48 h之后（溃疡形成第1天）出现了圆形溃疡，表面有坏死组织或黄白色伪膜覆盖。

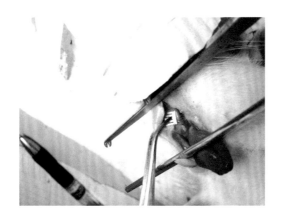

图2-2 溃疡形成

### 3. 阴虚火旺型口腔溃疡模型

本研究结合阴虚火旺造模法和口腔溃疡造模法两种方法，先用T3诱导大鼠出现阴虚火旺症状，再用苯酚灼烧法使大鼠出现口腔溃疡，构建了阴虚火旺型口腔溃疡模型，使得病症有机地结合在一起。

## （二）口炎清对阴虚火旺型口腔溃疡的改善作用

### 1. 口腔溃疡愈合情况

研究结果（表2-2）表明：模型组口腔溃疡形成第6天（即阴虚火旺造模第14天）才开始出现愈合；而NP组和口炎清低、中、高剂量组在第5天就开始出现愈合，口炎清低、中、高剂量和NP给药后均可缩短口腔溃疡病程，加快愈合速度。

表2-2　口炎清给药后口腔溃疡愈合情况

| 组　别 | 溃　疡　数 | 第5天累积愈合数 | 第6天累积愈合数 | 第7天累积愈合数 |
|---|---|---|---|---|
| 模型组 | 16 | 0 | 1 | 3 |
| NP组 | 16 | 1 | 5 | 8 |
| 口炎清低剂量组 | 16 | 1 | 5 | 10 |
| 口炎清中剂量组 | 16 | 1 | 5 | 10 |
| 口炎清高剂量组 | 16 | 1 | 7 | 10 |

### 2. 口腔溃疡面积变化

利用 Image – Pro Plus 6.0 图像分析软件计算溃疡面积，结果见表2-3、图2-3。在口腔溃疡形成第1天，各组溃疡面积均无显著性差异（$P > 0.05$）；而在第7天，与模型组相比，NP和口炎清低、中、高剂量给药后可显著缩小溃疡面积（$P < 0.01$，$P < 0.05$），可见口炎清低、中、高剂量和NP给药后均可加速溃疡愈合。

表2-3　口炎清给药后口腔溃疡的面积变化

| 组　别 | 第1天面积/ $mm^2$ | 第7天面积/ $mm^2$ |
|---|---|---|
| 模型组 | 13.67 ± 0.77 | 4.53 ± 3.21 |
| NP组 | 14.12 ± 1.66 | 2.36 ± 2.50[#] |
| 口炎清低剂量组 | 13.43 ± 0.25 | 1.54 ± 2.19[##] |
| 口炎清中剂量组 | 13.40 ± 0.27 | 1.42 ± 2.19[##] |
| 口炎清高剂量组 | 13.55 ± 0.23 | 1.34 ± 1.75[##] |

注：与模型组比较，[#]$P < 0.05$，[##]$P < 0.01$。

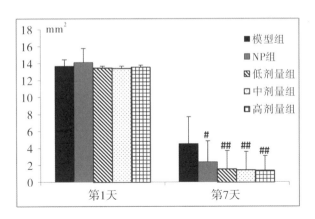

图 2 - 3　口腔溃疡的面积变化

注：与模型组比较，$^{\#}P < 0.05$，$^{\#\#}P < 0.01$。

### 3. 口腔黏膜组织病理表现

病理切片结果（图 2 - 4）显示：在口腔溃疡形成第 7 天，空白对照组：黏膜上皮结构完整，无炎症细胞浸润；模型组：黏膜上皮结构破坏，肉芽组织增生，仍有炎症细胞浸润；NP 组：上皮结构完整性逐渐恢复并增厚，炎症细胞明显减少，肉芽组织增生；口炎清低、中、高 3 个剂量组：上皮结构完整性逐渐恢复并增厚，炎症细胞明显减少，肉芽组织、新生毛细血管增生。

由此可见，NP 和低、中、高剂量口炎清给药后，均可促进黏膜上皮结构的修复，减少炎性细胞浸润，促进溃疡愈合。

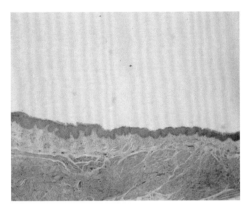

A（HE 物镜×4）

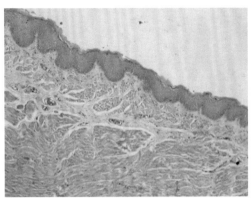

A（HE 物镜×10）

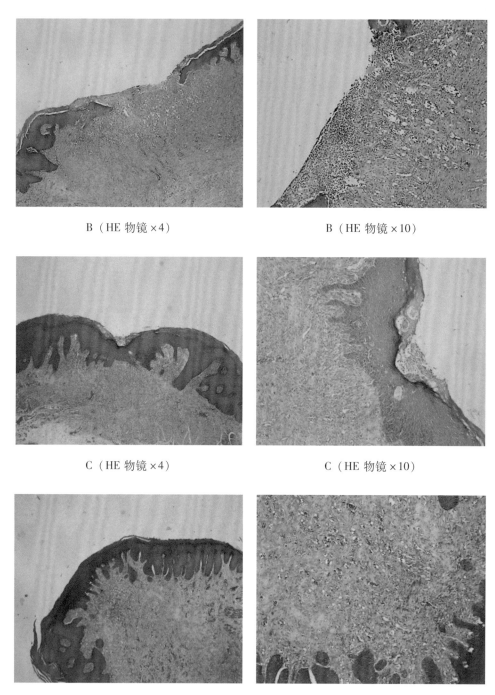

B（HE 物镜×4）                    B（HE 物镜×10）

C（HE 物镜×4）                    C（HE 物镜×10）

D（HE 物镜×4）                    D（HE 物镜×10）

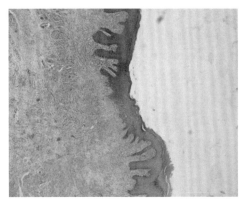
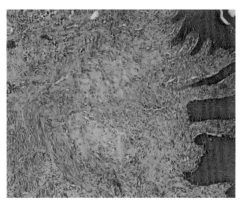

E（HE 物镜×4）　　　　　　　　　　E（HE 物镜×10）

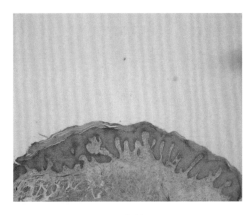
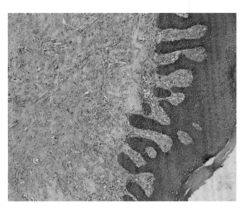

F（HE 物镜×4）　　　　　　　　　　F（HE 物镜×10）

图 2－4　口腔黏膜组织病理表现

注：A：空白对照组；B：模型组；C：NP 组；D：口炎清低剂量组；E：口炎清中剂量组；F：口炎清高剂量组。

### 4. 口腔黏膜组织生化指标检测

复发性口腔溃疡（ROD）的发病机制依然不明确，可能与氧自由基相关。当机体受到外在因素的刺激时，自由基的产生与清除功能失去平衡，过量自由基使组织损伤而引起病变[7]。测定与清除自由基相关的抗氧化酶超氧化物歧化酶（SOD）、谷胱甘肽过氧化物酶（GSH－PX）的活力变化，以及与自由基的作用相关的丙二醛（MDA）和一氧化氮合酶（NOS）的含量变化，可间接反映氧自由基在机体内产生与消除的情况、对组织造成损伤的程度和机体内抗氧化系统的功能状况[7]。

（1）超氧化物歧化酶（SOD）。SOD 是清除自由基的首要物质，是人体内最主要的抗氧化物。研究结果（表2－4、图2－5）显示：模型组的 SOD 活性显著降低

（$P < 0.01$），给药处理后，NP 有显著改善作用（$P < 0.01$）；口炎清低、中、高剂量也有显著改善作用（$P < 0.01$），且呈一定剂量依赖性。

有资料显示，复发性口腔溃疡患者 SOD 活性明显低于正常人，提示在 ROU 的发病机制中，过量生成氧自由基及 SOD 活性的下降可能是对组织造成损伤的重要环节[7]。本研究中，模型组 SOD 活性明显下降，表明在阴虚火旺型口腔溃疡大鼠中，清除自由基能力下降，氧自由基的产生和消除可能失衡，从而对组织造成不利影响。口炎清颗粒可以显著增强 SOD 活性，快速清除自由基，有效减轻自由基的危害，从而促进溃疡的恢复。

表 2 - 4　口炎清对 SOD 活力的影响（$\bar{x} + s$）

| 组　　别 | SOD / (U·mg$^{-1}$prot) |
| --- | --- |
| 空白组 | 111.61 ± 18.11 |
| 模型组 | 71.40 ± 9.21 ** |
| NP 组 | 109.78 ± 7.49## |
| 口炎清低剂量组 | 93.73 ± 8.46## |
| 口炎清中剂量组 | 93.94 ± 4.38## |
| 口炎清高剂量组 | 124.02 ± 12.97## |

注：与空白对照组比较，*$P < 0.005$，***$P > 0.01$；与模型组比较，#$P < 0.05$，##$P < 0.01$。

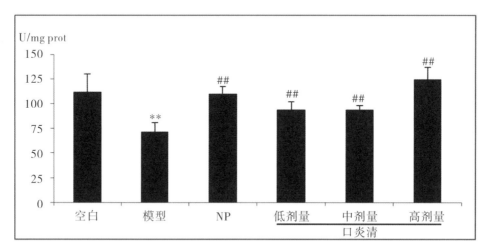

图 2 - 5　口炎清对 SOD 活力的影响
注：与空白对照组比较，*$P < 0.05$，**$P < 0.01$；与模型组比较，#$P < 0.05$，##$P < 0.01$。

（2）丙二醛（MDA）。MDA 是指在生物体内，当自由基作用于脂质进而发生过氧化反应所形成的氧化终产物，可体现机体内脂质过氧化的程度，并可间接表征细胞的损伤程度。研究结果（表 2 - 5、图 2 - 6）显示：模型组 MDA 含量显著升高

（$P < 0.05$），给药后，阳性药 NP 对其升高有显著改善作用（$P < 0.01$）；口炎清低、中、高剂量对其也有改善作用，且呈一定剂量依赖性，其中、高剂量可显著降低 MDA 含量（$P < 0.01$，$P < 0.05$）。

有研究表明，ROU 患者中不仅 SOD 活性下降，而且 MDA 含量显著高于健康者，过量的 MDA 使 SOD 活性进一步下降，进一步降低清除自由基的能力，破坏氧自由基产生与消除的平衡，导致脂质过氧化物的不良反应出现，进而加重病情[7-8]。本研究中，阴虚火旺型口腔溃疡脂质过氧化程度严重，体现为 MDA 含量的升高，而口炎清颗粒可有效抑制脂质过氧化反应。结合 SOD 活力测定的结果可知，口炎清颗粒可以提高机体抗氧化能力，且能够抑制脂质过氧化反应，有利于氧自由基的产生和消除恢复动态平衡，从而促进溃疡的愈合。

表 2-5　口炎清对 MDA 含量的影响（$\bar{x} + s$）

| 组　　别 | MDA/（nmol · mg$^{-1}$ prot） |
|---|---|
| 空白组 | $1.63 \pm 0.19$ |
| 模型组 | $2.03 \pm 0.26$* |
| NP 组 | $1.55 \pm 0.25$## |
| 口炎清低剂量组 | $1.75 \pm 0.28$ |
| 口炎清中剂量组 | $1.64 \pm 0.29$# |
| 口炎清高剂量组 | $1.54 \pm 0.22$## |

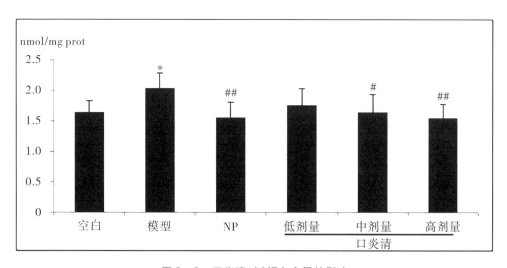

图 2-6　口炎清对 MDA 含量的影响

注：与空白对照组比较，*$P < 0.05$，**$P < 0.01$；与模型组比较，#$P < 0.05$，##$P < 0.01$。

（3）谷胱甘肽过氧化物酶（GSH - PX）。GSH - PX 可清除由自由基诱发的脂质过氧化物，以维持细胞膜的结构和功能的稳定。研究结果（表2 - 6、图2 - 7）显示：模型组 GSH - PX 活力显著降低（$P < 0.05$），阳性药 NP 对其降低有显著改善作用（$P < 0.01$）；口炎清低、中、高剂量对 GSH - PX 活力降低有显著改善作用（$P < 0.01$），且呈一定剂量依赖性。

有研究表明，ROU 患者 GSH - PX 活力明显降低，提示抗氧化防御系统的损伤与 ROU 发病有一定相关性[8]。本研究中，阴虚火旺型口腔溃疡大鼠 GSH - PX 活力显著降低，说明抗氧化防御系统受到一定的损伤。而口炎清颗粒可显著提升机体 GSH - PX 的活力，有效增强机体的抗氧化能力，减少自由基，从而促进机体病情的恢复。

表2 -6　口炎清对 GSH - PX 活力的影响（$\bar{x} + s$）

| 组　别 | GSH - PX/（$1 \cdot mg^{-1} prot$） |
| --- | --- |
| 空白组 | $74.41 \pm 7.00$ |
| 模型组 | $63.15 \pm 6.51^{*}$ |
| NP 组 | $75.72 \pm 3.05^{\#\#}$ |
| 口炎清低剂量组 | $72.53 \pm 5.14^{\#\#}$ |
| 口炎清中剂量组 | $73.03 \pm 4.81^{\#\#}$ |
| 口炎清高剂量组 | $75.58 \pm 3.67^{\#\#}$ |

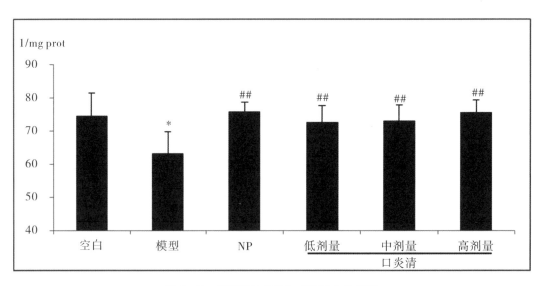

图2 -7　口炎清对 GSH - PX 活力的影响

注：与空白对照组比较，$^{*}P < 0.05$，$^{**}P < 0.01$；与模型组比较，$^{\#}P < 0.05$，$^{\#\#}P < 0.01$。

（4）一氧化氮合酶（NOS）。NOS 可以分泌产生具有多种功能的介质，参与机体组织细胞损伤和增殖。研究结果（表 2 − 7、图 2 − 8）表明：模型组 NOS 活力显著升高（$P < 0.01$），阳性药 NP 处理对其有显著改善作用（$P < 0.01$）；口炎清低、中、高剂量对其有显著的抑制作用（$P < 0.01$），且呈现一定剂量依赖性。

有资料显示，ROU 患者体内的 NOS 活性显著升高。NOS 是 NO 合成过程中的关键酶，而 NO 可通过与氧自由基相互作用，从而导致组织损伤使溃疡愈合延迟[9 − 10]。本研究中，阴虚火旺型口腔溃疡大鼠 NOS 活力显著升高，因而有可能促使 NO 含量增加，导致组织损伤甚至延迟溃疡愈合。口炎清颗粒可显著降低 NOS 活力，提示其可能通过降低 NO 含量，从而减少组织的损伤，加速溃疡的愈合。

表 2 − 7　口炎清对 NOS 活力的影响（$\bar{x} + s$）

| 组　　别 | NOS/（U · mg$^{-1}$ prot） |
| --- | --- |
| 空白组 | $0.28 \pm 0.06$ |
| 模型组 | $0.51 \pm 0.11^{**}$ |
| NP 组 | $0.33 \pm 0.08^{\#\#}$ |
| 口炎清低剂量组 | $0.30 \pm 0.05^{\#\#}$ |
| 口炎清中剂量组 | $0.29 \pm 0.10^{\#\#}$ |
| 口炎清高剂量组 | $0.26 \pm 0.03^{\#\#}$ |

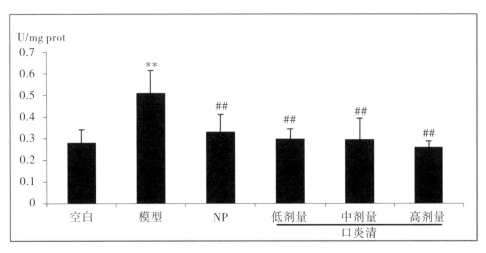

图 2 − 8　口炎清对 NOS 活力的影响

注：与空白对照组比较，$^{*}P < 0.05$，$^{**}P < 0.01$；与模型组比较，$^{\#}P < 0.05$，$^{\#\#}P < 0.01$。

本研究先利用甲状腺激素法诱导大鼠出现阴虚火旺症状后，再利用苯酚灼烧法导致大鼠出现口腔溃疡，结合两种方法，建立了大鼠阴虚火旺型口腔溃疡模型。在此基础上，研究口炎清颗粒对阴虚火旺型口腔溃疡的药效作用。

由口腔溃疡愈合情况、面积变化和组织病理切片观察的结果可知，口炎清颗粒可以有效促进溃疡的愈合，减少组织炎性细胞浸润，缩短溃疡病程。另外，黏膜组织的生化指标检测结果显示，阴虚火旺型口腔溃疡大鼠黏膜组织 NOS 活力和 MDA 含量显著升高，SOD 和 GSH－PX 活力明显下降，提示机体抗氧化防御系统受到损伤，自由基大量生成，自由基的产生与消除失衡，同时脂质过氧化反应加剧和 NO 的产生增加，引起组织损伤；予不同剂量的口炎清给药处理后，可有效降低 NOS 活力和 MDA 含量，提高 SOD 和 GSH－PX 活力，提示口炎清可通过提高抗氧化酶活力以清除过量产生的氧自由基，使自由基的产生与消除恢复动态平衡，使被损伤的抗氧化防御系统恢复正常，且抑制脂质过氧化反应和 NO 的产生，以减少对组织造成的损伤，从而对大鼠的阴虚火旺型口腔溃疡起到治疗和保护作用。

# 第三节　细胞实验

【实验材料】

（一）实验药品与试剂

口炎清浸膏（广州白云山和记黄埔中药有限公司，批号：20140515）；牛黄解毒片（NP，北京同仁堂科技发展股份有限公司制药厂，批号：13121398）；地塞米松（Dex，中国药品生物制品检定所，批号：100129－201105）；香烟（椰树牌，广东中烟工业有限公司）；MTT（Sigma，M2128－1G），TNF－$\alpha$、IL－8、IL－6、IL－1$\beta$ ELISA试剂盒（武汉优尔生公司）；RPMI－1640 培养基（Hyclone）。

（二）实验仪器

净化工作台（苏州净化安泰技术有限公司 HT－840 型）；光学显微镜（Motic AE21）；$CO_2$培养箱（FORMA Seris 303792－6714 型）；超低温冰箱（海尔 BCD－568W）；十万分之一电子天平（Sartorius BP211D）；多孔超微量核酸蛋白分析仪（Botek）；冷冻离心机（Eppendorf 5430R）。

**【实验内容】**

（一）细胞培养

HOK 细胞（人口腔黏膜角化细胞），购自广州吉妮欧生物科技有限公司。在 37 ℃、5% $CO_2$ 培养箱中，培养于 RPMI－1640 完全培养基（含 10% 胎牛血清，青霉素 100 U/mL，链霉素 100 μg/mL，pH 7.2）。

消化细胞，MTT 测定时用完全培养基调整细胞密度为 $5 \times 10^4$ 个每 1 mL，并铺 96 孔板，每孔 100 μL；ELISA 测定时用完全培养基调整细胞密度为 $4 \times 10^5$ 个每 1 mL，并铺 24 孔板，每孔 0.5 mL。细胞培养 24 h 后，待密度至 80% 进行给药。

（二）香烟烟雾提取物的制备及药物的配制

**1. 香烟烟雾提取物制备**

每支椰树牌香烟充分燃烧可产生烟碱 1 mg、焦油 11 mg、一氧化碳 13 mg。参考文献中方法[1-2]，将 2 支燃烧的椰树牌香烟烟雾用装有 10 mL 的 RPMI－1640 培养基（无血清）的 50 mL 注射器连续抽吸 6 次，每次 50 mL，共 300 mL；摇动使其充分溶解，经 0.22 μm 微孔膜过滤后，得到 100% 浓度的 CSE 溶液，用 RPMI－1640 培养基（无血清）稀释到需要的浓度后加入细胞，使 CSE 终浓度为 1%，2%，3%，4%，5%，10%，15%，20%，30 min 内用于实验。

**2. 药物的配制**

药物用 RPMI－1640 培养基（无血清）配制，口炎清浸膏配成终浓度为 2.2 μm/mL，22.2 μm/mL，222.2 μm/mL，555.6 μm/mL，2222.2 μg/mL 生药量的溶液；NP 配成终浓度为 10 μg/mL，100 μg/mL，1000 μg/mL 的溶液；Dex 配成终浓度 1 μmol/L，10 μmol/L，100 μmol/L，1000 μmol/L 的溶液，经 0.22 μm 微孔膜过滤后使用。

（三）考察不同浓度的药物及 CSE 的细胞毒性

细胞铺板如前所述，24 h 贴壁后除去培养基，加入 200 μL 不同浓度的口炎清、CSE、NP 和 Dex 溶液，空白对照组加入等量的 RPMI－1640 培养基（无血清），置于含 5% $CO_2$、37 ℃ 培养箱中培养 24 h 后，按 MTT 方法进行测试。

（四）细胞急性炎症实验

根据细胞毒性检测结果，在对细胞无毒性作用的安全浓度范围内设置 CSE 和药物的浓度。实验分成空白对照组、模型组（5% CSE）、阳性对照 Dex 组

（1 μmol/mL，10 μmol/L）、阳性对照 NP 组（10 μg/mL）和口炎清浸膏低（5.6 μg/mL）、中（55.6 μg/mL）、高（555.6 μg/mL）剂量组。

细胞铺板如前所述，24 h 贴壁后换成 RPMI – 1640 培养基（无血清），继续培养一晚上；然后分别加入不同浓度的 Dex、NP 和口炎清溶液，空白对照组和模型组给予等量的无血清培养基，于 5% $CO_2$、37 ℃培养箱培养；1 h 后各组（除空白对照组外）加入终浓度为 5% 的 CSE，空白对照组给予等量的无血清培养基，继续孵育 24 h；最后取细胞上清液，并采用 ELISA 法检测 TNF – α、IL – 8、IL – 6、IL – 1β 含量。

### （五）数据分析方法

采用 SPSS 19.0 软件，运用单因素方差分析（ANOVA）和 $T$ 检验方法进行分析，结果以"均值 ± 标准差"（$\bar{x} + s$）表示，$P < 0.05$ 或 $P < 0.01$ 被认为有统计学差异。

【实验结果】

### （一）考察不同浓度的药物及 CSE 的细胞毒性

研究结果（表 2 – 8）显示：CSE 浓度范围在 1% ～ 5%，对细胞的存活率没有显著影响（$P > 0.05$），在 10% ～ 20% 时有显著性差异（$P < 0.01$），表明 CSE 在 10% ～ 20% 时对细胞产生毒性；口炎清在 2222.2 μg/mL 浓度时（$P < 0.01$），NP 在 1000 μg/mL 浓度时（$P < 0.01$），以及 Dex 在 1000 μmol/L 浓度时（$P < 0.01$），开始对细胞产生毒性。

表 2 – 8　细胞存活率

| 浓　度 | 存　活　率 | 浓　度 | 存　活　率 |
|---|---|---|---|
| CSE1% | 0.995 ± 0.025 | NP1000 μg/mL | 0.105 ± 0.009 ** |
| CSE2% | 0.961 ± 0.022 | KG2.2 μg/mL | 0.970 ± 0.031 |
| CSE3% | 0.954 ± 0.020 | KG22.2 μg/mL | 0.956 ± 0.032 |
| CSE4% | 0.946 ± 0.036 | KG222.2 μg/mL | 0.932 ± 0.030 |
| CSE5% | 0.908 ± 0.018 | KG555.6 μg/mL | 0.907 ± 0.008 |
| CSE10% | 0.362 ± 0.021 ** | KG2222.2 μg/mL | 0.635 ± 0.009 ** |
| CSE15% | 0.185 ± 0.009 ** | Dex 1 μmol/mL | 0.997 ± 0.007 |
| CSE20% | 0.092 ± 0.004 ** | Dex 10 μmol/mL | 0.992 ± 0.018 |
| NP10 μg/mL | 0.919 ± 0.024 | Dex 100 μmol/mL | 0.935 ± 0.015 |
| NP100 μg/mL | 0.900 ± 0.012 | Dex 1000 μmol/mL | 0.344 ± 0.007 ** |

注：与空白对照组比较，*$P < 0.05$，**$P < 0.01$。

## （二）细胞急性炎症的改善

TNF－α、IL－8、IL－6 和 IL－1β 是参与炎症反应的重要介质，可促进炎性反应进程，在许多炎性反应性疾病、免疫性疾病等疾病的发生和发展中起着重要作用。许多资料表明，口腔炎症疾病，包括复发性口腔溃疡（ROU）、口腔黏膜炎（OM）、口腔扁平苔藓（OLP）等的发病过程中涉及多种细胞因子分泌紊乱，如促炎因子 TNF－α、IL－8、IL－6、IL－1β 的增加等[11-15]。

### 1. 促炎因子 TNF－α 的含量

TNF－α 是重要的促炎因子，参与机体炎症反应与免疫应答。研究结果（表2－9、图2－9）显示：模型组 TNF－α 含量显著升高（$P < 0.05$）；NP、DEX 和口炎清给药后均能明显降低 TNF－α 含量（$P < 0.01$）；口炎清低、中、高剂量有良好的改善作用，且呈一定剂量依赖关系。

TNF－α 可由多种细胞产生，如巨噬细胞、自然杀伤细胞、角质细胞等，主要出现于炎症反应的早期，与多种口腔炎症疾病的发生和发展密切相关。在 ROU 发展中，TNF－α 可以作用于其他细胞因子、炎症细胞和黏附分子等，诱导 IL－1、IL－6 等细胞因子，以及多种炎性介质的产生，促进炎症细胞向病变组织移行，从而加重炎症反应，诱发和加剧溃疡病变[16]。本研究中，造模的刺激使 TNF－α 含量显著增加，而口炎清颗粒可以显著地改善此现象，提示口炎清颗粒可能通过抑制 TNF－α 的产生，减少细胞因子、炎症介质的生成，阻止炎性细胞迁移，从而起到抗炎作用。

表2－9 细胞上清液中 TNF－α 含量

| 组　　别 | TNF－α／（pg·mL$^{-1}$） |
| --- | --- |
| 空白组 | 2.56 ± 0.25 |
| 模型组 | 3.42 ± 0.36* |
| NP 组 | 2.30 ± 0.26## |
| Dex（1 μmol/L）组 | 2.10 ± 0.23## |
| Dex（10 μmol/L）组 | 1.38 ± 0.04## |
| 口炎清低剂量组 | 1.81 ± 0.27## |
| 口炎清中剂量组 | 1.56 ± 0.26## |
| 口炎清高剂量组 | 0.99 ± 0.26## |

注：与空白对照组比较，*$P < 0.05$，**$P < 0.01$；与模型组比较，#$P < 0.05$，##$P < 0.01$。

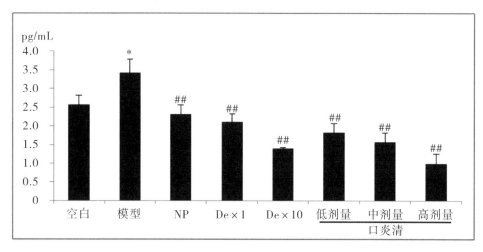

图 2 - 9　细胞上清液中 TNF - α 含量

## 2. 促炎因子 IL - 8 的含量

IL - 8 是重要的细胞趋化因子，可以促进炎性反应进程。研究结果（表 2 - 10、图 2 - 10）显示：模型组 IL - 8 含量显著升高（$P < 0.01$）；给药处理后，NP、DEX 和口炎清对其升高有改善作用（$P < 0.01$，$P < 0.05$）；口炎清低、中、高剂量给药对炎症有良好的改善作用，且呈一定剂量依赖关系。

在一些病理及炎症状态，单核细胞、角化细胞等都可以产生 IL - 8，它可以激活中性粒细胞、趋化中性粒细胞、嗜碱性粒细胞等多种炎性细胞，在炎性反应中起重要作用[17]。在 ROU 发展中，角化细胞、内皮细胞和嗜中性粒细胞等分泌大量的 IL - 8，可激活中性粒细胞，诱导多种酶的生成，引起组织损伤。另外，IL - 8 还可以通过吸引更多的 T 细胞，包括细胞毒性 T 细胞至溃疡病灶，进一步发挥破坏作用[14]。本研究中，造模的刺激使 IL - 8 含量显著增加，而口炎清颗粒可以显著地改善此现象，提示口炎清颗粒可能通过抑制 IL - 8 的产生，阻止炎性细胞的激活和趋化等作用而发挥抗炎功效。

表 2 - 10　细胞上清液中 IL - 8 含量

| 组　　别 | IL - 8/（pg · mL$^{-1}$） |
| --- | --- |
| 空白组 | 463.67 ± 28.62 |
| 模型组 | 745.62 ± 15.17** |
| NP 组 | 517.02 ± 20.99## |
| Dex（1 μmol/L）组 | 555.48 ± 84.21## |

续上表

| 组 别 | IL-8/（pg·mL$^{-1}$） |
|---|---|
| Dex（10 μmol/L）组 | 555.34 ± 54.10$^{\#\#}$ |
| 口炎清低剂量组 | 607.59 ± 16.54$^{\#}$ |
| 口炎清中剂量组 | 551.73 ± 50.41$^{\#\#}$ |
| 口炎清高剂量组 | 521.55 ± 36.88$^{\#\#}$ |

注：与空白对照组比较，$^{*}P < 0.05$，$^{**}P < 0.01$；与模型组比较，$^{\#}P < 0.05$，$^{\#\#}P < 0.01$。

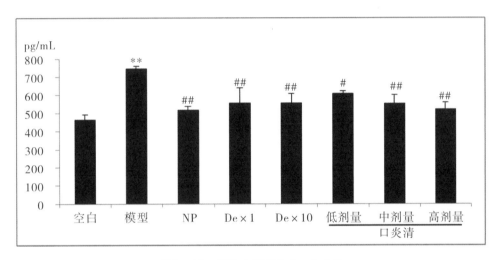

图2-10 细胞上清液中IL-8含量

### 3. 促炎因子 IL-6 的含量

IL-6 是机体内重要的促炎因子，与急性、慢性炎症均有关联。研究结果（表2-11、图2-11）显示，模型组 IL-6 含量显著升高（$P < 0.05$）；DEX 给药后有一定改善作用，浓度大于 10 μmol/L 时有显著差异（$P < 0.05$）；口炎清给药后有一定改善作用，呈一定的剂量依赖关系，其中、高剂量可显著降低 IL-6 含量（$P < 0.05$）。

IL-6 可由角化细胞、T 细胞等多种细胞产生，调节多种炎症细胞的增殖、分化及迁移，在炎症免疫应答中发挥着重要作用[18]。不少资料表明，许多口腔炎症疾病如 ROU、OLP 等患者的血清 IL-6 水平显著高于正常人[17-18]。在口腔组织炎症反应中，IL-6 的浓度随着炎症反应的加剧而增加，故 IL-6 可以衡量口腔组织的炎症程度，调节 IL-6 含量，有利于控制口腔的炎症反应[19]。本研究中，造模的刺激使 IL-6 含量显著增加，而口炎清颗粒可以显著地改善此现象，且药效显著优于 NP，提示口炎清颗粒可能通过抑制 IL-6 的产生，减少炎症细胞的增殖、分化及迁移而发挥抗炎作用。

表 2 - 11 　细胞上清液中 IL - 6 含量

| 组　　别 | IL - 6/ （pg · mL$^{-1}$） |
|---|---|
| 空白组 | 7. 01 ± 0. 22 |
| 模型组 | 10. 44 ± 0. 94[*] |
| NP 组 | 11. 32 ± 1. 40 |
| Dex （1 μmol/L） 组 | 9. 21 ± 0. 50 |
| Dex （10 μmol/L） 组 | 8. 16 ± 0. 45[#] |
| 口炎清低剂量组 | 9. 39 ± 0. 78 |
| 口炎清中剂量组 | 8. 59 ± 0. 57[#] |
| 口炎清高剂量组 | 8. 16 ± 0. 25[#] |

注：与空白对照组比较，$^*P < 0.05$，$^{**}P < 0.01$；与模型组比较，$^\#P < 0.05$，$^{\#\#}P < 0.01$。

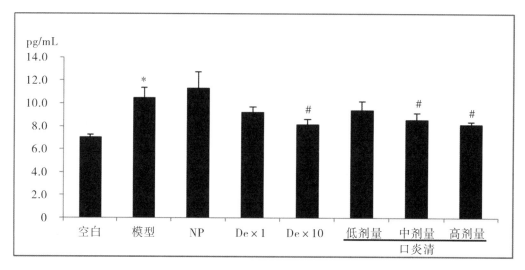

图 2 - 11 　细胞上清液中 IL - 6 含量
注：与空白对照组比较，$^*P < 0.05$，$^{**}P < 0.01$；与模型组比较，$^\#P < 0.05$，$^{\#\#}P < 0.01$。

### 4. 促炎因子 IL - 1β 的含量

IL - 1β 是重要的炎症介质，参与机体炎症反应。研究结果（表 2 - 12、图 2 - 12）表明：模型组 IL - 1β 含量显著升高（$P < 0.01$）；NP、DEX 和口炎清给药后均能显著降低 IL - 1β 含量（$P < 0.01$）；低、中、高剂量口炎清有良好的改善作用，且呈一定剂量依赖关系。

IL - 1β 主要由激活的单核 - 巨噬细胞、内皮细胞和上皮细胞分泌产生，可以吸引中性粒细胞至病灶组织，促进黏附分子表达，引起炎症介质的释放，促进炎症发生[20]。不少资料表明，多种口腔炎症疾病如 ROU、OM、OLP 等的黏膜损伤处有大量的 IL-1β，提示 IL-1β 是引起局部组织炎症的重要因素，在这些口腔炎症疾病的发生与发展中起着重要作用[21-23]。本研究中，造模的刺激使 IL-1β 含量显著增加，而口炎清颗粒可以显著地改善此现象，提示口炎清颗粒可能通过抑制 IL-1β 的产生，减少黏附分子的表达、炎性细胞的迁移和炎症介质的释放而发挥抗炎作用。

表 2-12　细胞上清液中 IL-1β 含量

| 组　　别 | IL-1β/（pg·mL$^{-1}$） |
| --- | --- |
| 空白组 | 13.12±0.68 |
| 模型组 | 27.23±2.78** |
| NP 组 | 16.59±2.29## |
| Dex（1 μmol/L）组 | 18.14±1.91## |
| Dex（10 μmol/L）组 | 15.51±3.33## |
| 口炎清低剂量组 | 19.22±2.72## |
| 口炎清中剂量组 | 18.62±0.45## |
| 口炎清高剂量组 | 9.65±2.20## |

注：与空白对照组比较，*$P<0.05$，**$P<0.01$；与模型组比较，#$P<0.05$，##$P<0.01$。

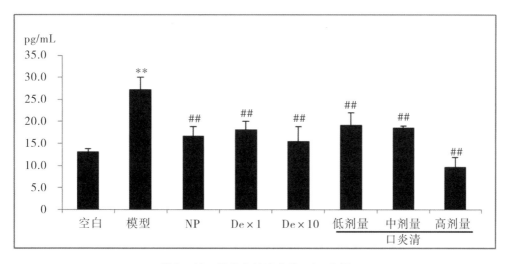

图 2-12　细胞上清液中 IL-1β 含量

本研究采用香烟烟雾提取物（CSE）刺激口腔黏膜角化细胞，诱导细胞出现急性炎症反应，表现为促炎因子 TNF-α、IL-8、IL-6 和 IL-1β 含量的增加。在此基础上探讨口炎清颗粒对这些促炎因子的影响，以阐明口炎清颗粒的抗炎药效特点。

结果显示，不同剂量的口炎清给药后，对 TNF-α、IL-8、IL-6 和 IL-1β 含量的增加可起到明显抑制作用，且呈剂量依赖关系，提示口炎清颗粒在多种口腔炎症疾病中发挥良好疗效，与阻止炎性细胞的激活和趋化，减少炎性细胞的增殖、分化和迁移，降低黏附分子表达和炎症介质的释放等有关。

本研究采用 Dex 和 NP 作为阳性对照药。Dex 是常见的抗炎药物，许多研究均已证实，Dex 可有效减少 TNF-α、IL-8、IL-6 和 IL-1β 等促炎性细胞因子的释放，抑制炎症反应[24-26]；NP 也具有良好的抗炎作用，可有效抑制二甲苯致小鼠耳肿胀，并可显著降低发热大鼠模型血清 IL-1β 水平等[27-28]。本研究中，口炎清颗粒与 Dex 相比抗炎药效相当，但相对而言，Dex 副作用大，而口炎清颗粒用药安全，副作用小。此外，口炎清颗粒抑制 IL-6 产生的药效要优于 NP，提示口炎清颗粒减少炎症细胞的增殖、分化及迁移的作用可能强于 NP。

# 第四节　本章小结

## （一）药效作用特点

本研究构建了大鼠阴虚火旺型口腔溃疡模型以及细胞急性炎症模型，通过体内和体外两个模型共同阐释口炎清颗粒的药效特点。

通过大鼠阴虚火旺型口腔溃疡模型，明确了口炎清颗粒具有促进溃疡愈合、抗氧化清除自由基的药效作用。结果显示口炎清颗粒可以有效促进溃疡的愈合，减少组织炎性细胞浸润，缩短溃疡病程；可有效降低 NOS 活力和 MDA 含量，提高抗氧化酶 SOD 和 GSH-PX 活力，具有良好的抗氧化清除自由基，减少组织损伤的作用，对大鼠的阴虚火旺型口腔溃疡起到治疗和保护作用。

通过细胞急性炎症模型，明确口炎清颗粒具有抑制炎症反应的药效作用。结果显示不同剂量的口炎清给药后，对 TNF-α、IL-8、IL-6 和 IL-1β 含量的增加可起到明显改善作用，且呈一定剂量依赖关系，表明口炎清具有良好的抗炎药效。

由此可见，口炎清颗粒在多种口腔炎症疾病中发挥良好疗效，可能与其抑制炎症反应、调节氧化应激、减少组织损伤、促进溃疡愈合等作用相关，反映了多靶点及多途径的药效作用特点。

## （二）指标筛选

参考体内外两部分实验结果，促炎因子 TNF－α、IL－8、IL－6、IL－1β 等体外抗炎药效指标具有较好的灵敏度和稳定性，且呈现一定的量效关系，因此在进行谱效关系的研究中，选择促炎因子 TNF－α、IL－8、IL－6、IL－1β 等药效指标开展口炎清颗粒差异样品的药效学实验。

## 参考文献

［1］ YANG S R, CHID A S, BAUTER MR, et al. Cigarette smoke induces proinflammatory cytokine release by activation of NF－κB and posttranslational modifications of histone deacetylase in macrophages ［J］. American journal of physiology－lung cellular and molecular physiology, 2006, 291（1）：L46－L57.

［2］ NAKAMURA Y, ROMBERGER D J, TATE L, et al. Cigarette smoke inhibits lung fibroblast proliferation and chemotaxis ［J］. American journal of respiratory and critical care medicine, 1995, 151（5）：1497－1503.

［3］ YU Z H, LIHUA Y, QIAN Y, et al. Effect of lentinus edodes polysaccharide on oxidative stress, immunity activity and oral ulceration of rats stimulated by phenol ［J］. Carbohydrate polymers, 2009, 75（1）：115－118.

［4］ JIANG W L, FU F H, TIAN J W, et al. Protective effect of oral ulceration buccal tablets on oral ulceration healing of experimental rats ［J］. Chinese traditional and herbal drugs, 2003, 34：835－837.

［5］ 贺玉伟, 柴程芝, 寇俊萍, 等. 甲状腺素诱导小鼠模型表观指征变化与阴虚火旺证的相关性研究 ［J］. 实验动物科学, 2013, 30（002）：1－6.

［6］ 申维玺, 孙燕, 刘晓燕, 等. 用现代医学理论阐明阴虚证的本质和发病学机理 ［J］. 医学与哲学, 2005, 26（11）：67.

［7］ 杨明聪, 范小平, 王春. 低频超声对大鼠颊囊黏膜溃疡组织 SOD、MDA 含量的影响 ［J］. 重庆医学, 2012, 26：2711－2713.

［8］ ARIKAN S, DURUSOY C, AKALIN N, et al. Oxidant／antioxidant status in recurrent aphthous stomatitis ［J］. Oral diseases, 2009, 15（7）：512－515.

［9］ 步革, 李楠, 马文斌, 等. 血清 NO 及 NOS 在雷公藤多苷治疗复发性口疮的疗效评价中的应用 ［J］. 临床和实验医学杂志, 2006, 6：692－693.

［10］ 向学熔, 季平, 范小平, 等. 低频超声治疗对 SD 大鼠颊囊黏膜溃疡愈合的影响 ［J］. 第三军医大学学报, 2012, 12：1214－1217.

［11］ SCULLY C, PORTER S. Oral mucosal disease：recurrent aphthous stomatitis ［J］. British journal of oral and maxillofacial surgery, 2008, 46（3）：198－206.

[12] RHODUS N L, CHENG B, BOWLES W, et al. Proinflammatory cytokine levels in saliva before and after treatment of (erosive) oral lichen planus with dexamethasone [J]. Oral diseases, 2006, 12 (2): 112 –116.

[13] XAVIER G M, SÁ A R, GUIMARAES A L S, et al. Investigation of functional gene polymorphisms interleukin – 1β, interleukin – 6, interleukin – 10 and tumor necrosis factor in individuals with oral lichen planus [J]. Journal of oral pathology & medicine, 2007, 36 (8): 476 –481.

[14] GUPTA P, ASHOK L, NAIK S R. Assessment of serum interleukin – 8 as a sensitive serological marker in monitoring the therapeutic effect of levamisole in recurrent aphthous ulcers: A randomized control study [J]. Indian journal of dental research, 2014, 25 (3): 284 –289.

[15] TOBITA T, LZUMI K, FEINBERG S E. Development of an in vitro model for radiation – induced effects on oral keratinocytes [J]. International journal of oral and maxillofacial surgery, 2010, 39 (4): 364 –370.

[16] 王慧波, 李一军, 张雪, 等. 肿瘤坏死因子 – α 与复发性阿弗他溃疡的关系 [J]. 实用口腔医学杂志, 2012, 3: 389 –392.

[17] SUN A, CHANG Y F, CHIA J S, et al. Serum interleukin – 8 level is a more sensitive marker than serum interleukin – 6 level in monitoring the disease activity of recurrent aphthous ulcerations [J]. Journal of oral pathology & medicine, 2004, 33 (3): 133 –139.

[18] 阮萍. 口腔扁平苔藓与细胞因子的关系研究进展 [J]. 临床口腔医学杂志, 2003, 4: 250 –252.

[19] 杨鑫. 白屈菜红碱对脂多糖体外诱导人颊黏膜成纤维细胞分泌 PGE – 2、IL – 6 的抑制作用 [D]. 重庆: 重庆医科大学, 2010.

[20] 张燕, 刘文娟, 王弘轶, 等. 复发性口腔溃疡免疫病因学相关研究 [J]. 现代免疫学, 2012, 5: 434 –437.

[21] GUIMARAES A L S, CORREIA – SILVA J F, SÁ A R, et al. Investigation of functional gene polymorphisms IL – 1β, IL – 6, IL – 10 and TNF – α in individuals with recurrent aphthous stomatitis [J]. Archives of oral biology, 2007, 52 (3): 268 –272.

[22] 张绍芳. IL –1β 在口腔扁平苔藓组织中表达的研究 [D]. 长沙: 中南大学, 2012.

[23] LEGERT K G, TSILINGARIDIS G, REMBERGER M, et al. The relationship between oral mucositis and levels of pro – inflammatory cytokines in serum and in gingival crevicular fluid in allogeneic stem cell recipients [J]. Supportive care in cancer, 2014: 1 –9.

［24］ PANG G, COUCH L, BATEY R, et al. GM – CSF, IL – 1α, IL – β, IL – 6, IL –
8, IL – 10, ICAM – 1 and VCAM – 1 gene expression and cytokine production in hu-
man duodenal fibroblasts stimulated with lipopolysaccharide, IL – 1α and TNF – α
［J］. Clinical & experimental immunology, 1994, 96 (3): 437 – 443.

［25］ BRUIN K F, HOMMES D W, JANSEN J, et al. Modulation of cytokine release from
human monocytes by drugs used in the therapy of inflammatory bowel diseases ［J］.
European journal of gastroenterology & hepatology, 1995, 7 (8): 791 – 795.

［26］ KIMBERLIN D W, WILLIS S A, MCCRACKEN Jr G H, et al. Protein synthesis –
dependent induction of interleukin – 1β by lipopolysaccharide is inhibited by dexam-
ethasone via mRNA destabilization in human astroglial cells ［J］. Journal of clinical
immunology, 1995, 15 (4): 199 – 204.

［27］ 汤毅珊, 王宁生, 张银卿. 雄黄及含雄黄复方对炎症介质 IL – 1β, IL – 6,
TNF – α 和 NO 的影响 ［J］. 中药药理与临床, 2007, 23 (5): 107 – 110.

［28］ 杨士友, 裴月梅, 梁启勇, 等. 去雄黄牛黄解毒片抗炎镇痛作用的实验研究
［J］. 中药药理与临床, 2002, 16 (5): 9 – 11.

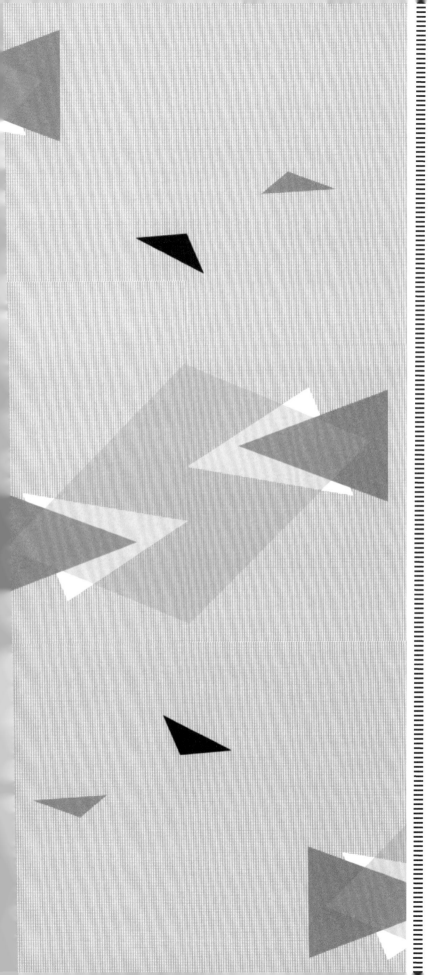

第三章 口炎清药效物质基础与组方配伍规律研究

# 第一节　研　究　概　述

本章基于中药谱效学技术，进行口炎清颗粒的药效物质基础与组方配伍规律研究。通过均匀设计制备具有不同药材含量比例的口炎清差异样品，利用 UFLC – Q – TOF – MS/MS 技术获得差异样品的指纹特征数据，开展差异样品药效学实验，获得其药效特征数据，在此基础上，运用数理统计方法综合分析口炎清差异样品中药材含量差异、化学成分含量差异与药效间的关联性，阐明口炎清颗粒发挥抗炎疗效的药效物质基础，并解释其复方配伍的合理性。本研究全面提升了口炎清颗粒的科学内涵，为进一步指导其临床用药提供了科学依据。

# 第二节　差异样品指纹图谱检测与药效学研究

【实验材料】

（一）实验药品与试剂

口炎清差异样品浸膏 11 批（批号：20140815）及口炎清浸膏（批号：20140515），均由广州白云山和记黄埔中药有限公司提供；牛黄解毒片（北京同仁堂科技发展股份有限公司制药厂，批号：13121398）；地塞米松（中国药品生物制品检定所，批号：100129 – 201105）；香烟（椰树牌，广东中烟工业有限公司）；MTT（Sigma M2128 – 1G）；TNF – α、IL – 8、IL – 6、IL – 1β ELISA 试剂盒（武汉优尔生公司）；RPMI – 1640 培养基（Hyclone）；补骨脂素（中国药品生物制品检定所，批号：110739 – 200512）；乙腈（质谱纯，Fisher Scientific）；甲酸（质谱纯，Fluka）；甲醇（质谱纯，Fisher Scientific）；超纯水。

（二）实验仪器

净化工作台（苏州净化安泰技术有限公司 HT – 840 型）；光学显微镜（Motic

AE21）；CO₂ 培养箱（FORMA Seris 303792 – 6714 型）；超低温冰箱（海尔 BCD – 568W）；十万分之一电子天平（Sartorius BP211D）；多孔超微量核酸蛋白分析仪（Botek）；冷冻离心机（Eppendorf 5430R）；超快速高效液相色谱仪（日本岛津公司 LC – 20AD – XR 二元泵，CTO – 20A 柱温箱，SIL – 20AD – XR 自动进样器，SPD – M20A DAD 检测器）；四级杆 – 飞行时间质谱仪（AB SCIEX Triple TOF 5600 plus）；色谱柱（Dionex Bonded Silica C₁₈，3 μm，150 mm × 4.6 mm）；数控超声波清洗器（昆山超声仪器有限公司 KQ – 250DE 型）；超纯水器（Millipore Simplicity）；烘箱（Memmert UFB400）；系列精密移液器（Eppendorf）。

【实验内容】

（一）差异样品的构建及图谱分析

### 1. 差异样品的构建

根据口炎清颗粒的处方组成比例，进行配方约束下五因素十一水平的均匀设计[1-2]，每一水平表示相应药材占五味药材总量的百分比，其中，山银花变化为 16% ～ 36%、玄参 0 ～ 42%、麦冬 0 ～ 42%、天冬 0 ～ 42%、甘草 0 ～ 22%，见表 3 – 1。

### 2. 差异样品的制备

委托广州白云山和记黄埔中药有限公司按照口炎清颗粒标准生产工艺进行制备，每味药材质量见表 3 – 2。

分别称取差异样品 1—11 组和口炎清浸膏适量，加入 50% 甲醇 9 mL 超声 30 min，补充 50% 甲醇定容至 10 mL，经 0.22 μm 微孔滤膜过滤后，用 50% 甲醇稀释，使终浓度为 0.15 g/mL（每个样品中加入了 52.24 μg/mL 补骨脂素作为内标），即得口炎清颗粒差异样品。

表 3 – 1　口炎清颗粒差异样品构建方案

| 差异样品 | 山银花/% | 玄参/% | 天冬/% | 麦冬/% | 甘草/% |
|---|---|---|---|---|---|
| $S_1$ | 36.0 | 0 | 16.8 | 25.2 | 22.0 |
| $S_2$ | 34.0 | 4.2 | 37.8 | 4.2 | 19.8 |
| $S_3$ | 32.0 | 8.4 | 8.4 | 33.6 | 17.6 |
| $S_4$ | 30.0 | 12.6 | 29.4 | 12.6 | 15.4 |
| $S_5$ | 28.0 | 16.8 | 0 | 42.0 | 13.2 |
| $S_6$ | 26.0 | 21.0 | 21.0 | 21.0 | 11.0 |
| $S_7$ | 24.0 | 25.2 | 42.0 | 0 | 8.8 |

续上表

| 差异样品 | 山银花/% | 玄参/% | 天冬/% | 麦冬/% | 甘草/% |
|---|---|---|---|---|---|
| $S_8$ | 22.0 | 29.4 | 12.6 | 29.4 | 6.6 |
| $S_9$ | 20.0 | 33.6 | 33.6 | 8.4 | 4.4 |
| $S_{10}$ | 18.0 | 37.8 | 4.2 | 37.8 | 2.2 |
| $S_{11}$ | 16.0 | 42.0 | 25.2 | 16.8 | 0 |

表3-2 口炎清颗粒差异样品浸膏的五味药材重量

| 差异样品 | 山银花/g | 玄参/g | 天冬/g | 麦冬/g | 甘草/g |
|---|---|---|---|---|---|
| $S_1$ | 846.0 | 0 | 394.8 | 592.2 | 517.0 |
| $S_2$ | 799.0 | 98.7 | 888.3 | 98.7 | 465.3 |
| $S_3$ | 752.0 | 197.4 | 197.4 | 789.6 | 413.6 |
| $S_4$ | 705.0 | 296.1 | 690.9 | 296.1 | 361.9 |
| $S_5$ | 658.0 | 394.8 | 0 | 987.0 | 310.2 |
| $S_6$ | 611.0 | 493.5 | 493.5 | 493.5 | 258.5 |
| $S_7$ | 564.0 | 592.2 | 987.0 | 0 | 206.8 |
| $S_8$ | 517.0 | 690.9 | 296.1 | 690.9 | 155.1 |
| $S_9$ | 470.0 | 789.6 | 789.6 | 197.4 | 103.4 |
| $S_{10}$ | 423.0 | 888.3 | 98.7 | 888.3 | 51.7 |
| $S_{11}$ | 376.0 | 987.0 | 592.2 | 394.8 | 0 |

### 3. 差异样品 LC-MS/MS 指纹图谱检测及聚类分析

（1）检测条件：运用超快速高效液相色谱仪串联四级杆-飞行时间质谱仪（UFLC-DAD-Q-TOF-MS/MS）进行检测。色谱柱：Dionex Bonded Silica $C_{18}$（3 μm，150 mm×4.6 mm）；流动相：A 为 0.1% 甲酸水溶液，B 为 0.1% 甲酸乙腈溶液，按 0～7 min（98%～90% A），7～95 min（90%～59% A），95～105 min（59%～0% A），105～115 min（0% A）的梯度洗脱；柱温 40 ℃；进样量 5 μL；流速 0.3 mL/min。

（2）质谱工作参数：ion spray voltage = 5500 V；ion source gas 1 = 55 psi；ion source gas 2 = 55 psi；ion source heater temperature = 550 ℃；curtain gas = 35 psi；collision gas pressure = 10 psi。采用 ESI 电喷雾离子源，正离子模式进行检测。

（3）聚类分析：将制备得到的差异样品 1—11 组和口炎清浸膏按上述方法进行 LC-MS/MS 分析，通过 SPSS 19.0 对差异样品指纹图谱中已鉴定或确证的 38 个成分的相对峰面积（经内标校准）进行聚类分析，聚类方法采用组间平均连接法（Between – groups linkage）和 Pearson 相关系数。

## （二）差异样品药效学实验

### 1. 细胞培养

同第三章第三节中细胞实验相关内容。

### 2. 香烟烟雾提取物的制备及各药物的配制

同第三章第三节中细胞药效学实验相关内容。香烟烟雾提取物 CSE 终浓度为 5%，口炎清 1—11 组差异样品终浓度为 55.6 μg/mL，地塞米松（Dex）终浓度为 1 μmol/L，牛黄解毒片（NP）终浓度为 10 μg/mL。

### 3. 考察口炎清差异样品的细胞毒性

用完全培养基调整细胞密度为 $5 \times 10^4$ 个每 1 mL，并铺 96 孔板，每孔 100 μL，24 h 贴壁后除去培养基，加入 200 μL 口炎清差异样品溶液，空白对照组加入等量的 RPMI – 1640 培养基（无血清），置于含 5% $CO_2$、37 ℃培养箱中培养 24 h 后，按 MTT 方法进行测试。

### 4. 差异样品药效学实验

实验分为 15 组：空白对照组，模型组（5% CSE），阳性对照 Dex 组（1 μmol/L），阳性对照 NP 组（10 μg/mL），和口炎清差异样品 1—11 组（55.6 μg/mL）。

用完全培养基调整细胞密度为 $4 \times 10^5$ 个每 1 mL，并铺 24 孔板，每孔 0.5 mL，24 h 贴壁后换成 RPMI – 1640 培养基（无血清），继续培养一晚上；然后分别加入 Dex、NP、口炎清差异样品，空白对照组和模型组给予等量的无血清培养基，于 5% $CO_2$、37 ℃培养箱培养；1 h 后各组（除空白对照组外）加入终浓度 5% 的 CSE，空白对照组给予等量的无血清培养基，继续孵育 24 h；最后取细胞上清液，采用 ELISA 法检测 TNF – α、IL – 8、IL – 6、IL – 1β 含量。

### 5. 数据分析方法

采用 SPSS 19.0 软件，运用单因素方差分析（ANOVA）和 $T$ 检验方法进行分析，结果以"均值±标准差"（$\bar{x} \pm s$）表示。

## 【实验结果】

### (一)差异样品指纹图谱检测及聚类分析

#### 1. LC – MS/MS 指纹图谱检测

利用 LC – MS/MS 分析方法，检测口炎清浸膏（原配方）和 1—11 组差异样品（图 3 – 1）。对口炎清浸膏中的化学成分进行分析，根据所得到的质谱裂解信息、对照品的保留时间和质谱信息，参考相关文献，鉴定和确证了 38 个相对峰面积大于 1.5%（相对峰面积＝所得峰面积/内标峰面积），且可归属到相应药材的化学成分，见表 3 – 3。实验选取差异样品中该 38 个化学成分进行下一步计算。

#### 2. 聚类分析

将差异样品 38 个化学成分的相对峰面积（表 3 – 4）录入 SPSS 19.0 中进行聚类分析：利用 Between – groups linkage 和 Pearson 相关系数方法，当聚类重新标定距离（rescaled distance cluster combine）为 5 时，11 批样品可分成 8 类：3 组、5 组为一类；2 组、4 组为一类；9 组、10 组一类；其他各自为一类，见图 3 – 2。

表 3 – 3　口炎清浸膏 38 个特征峰所代表的成分

| 峰 序 号 | 保留时间/min | 成 分 | 归 属 药 材 |
|---|---|---|---|
| $P_1$ | 4.92 | 赖氨酸 | 共有 |
| $P_2$ | 5.27 | 精氨酸 | 共有 |
| $P_3$ | 5.32 | $L$ – 天冬酰胺 | 共有 |
| $P_4$ | 5.36 | 天冬氨酸 | 共有 |
| $P_5$ | 5.59 | 瓜氨酸 | 共有 |
| $P_6$ | 5.66 | $\gamma$ – 氨基丁酸 | 共有 |
| $P_7$ | 6.05 | 脯氨酸 | 共有 |
| $P_8$ | 6.61 | 白屈菜酸 | 天冬、麦冬 |
| $P_9$ | 10.2 | 焦谷氨酸 | 共有 |
| $P_{10}$ | 11.13 | 酪氨酸 | 共有 |
| $P_{11}$ | 15.28 | 苯丙氨酸 | 共有 |
| $P_{12}$ | 15.35 | 哈巴苷 | 玄参 |
| $P_{13}$ | 18.38 | 新绿原酸 | 山银花 |
| $P_{14}$ | 23.65 | 绿原酸 | 山银花 |
| $P_{15}$ | 24.69 | 隐绿原酸 | 山银花 |

续上表

| 峰 序 号 | 保留时间/min | 成 分 | 归 属 药 材 |
|---|---|---|---|
| $P_{16}$ | 28.59 | 咖啡酸 | 山银花 |
| $P_{17}$ | 42.04 | 甘草苷 | 甘草 |
| $P_{18}$ | 42.69 | 异槲皮苷 | 山银花 |
| $P_{19}$ | 43.44 | 木犀草苷 | 山银花 |
| $P_{20}$ | 46.33 | 3，4-二咖啡酰奎尼酸 | 山银花 |
| $P_{21}$ | 48.29 | 3，5-二咖啡酰奎尼酸 | 山银花 |
| $P_{22}$ | 52.11 | 4，5-二咖啡酰奎尼酸 | 山银花 |
| $P_{23}$ | 53.51 | 安格洛苷 C | 玄参 |
| $P_{24}$ | 59.42 | 异甘草苷 | 甘草 |
| $P_{25}$ | 63.49 | 菝葜皂苷元为苷元皂苷 1 | 天冬 |
| $P_{26}$ | 65.46 | 菝葜皂苷元为苷元皂苷 2 | 天冬 |
| $P_{27}$ | 70.83 | 哈巴俄苷 | 玄参 |
| $P_{28}$ | 73.23 | 肉桂酸 | 玄参 |
| $P_{29}$ | 74.34 | 灰毡毛忍冬皂苷乙 | 山银花 |
| $P_{30}$ | 76.63 | 灰毡毛忍冬次皂苷甲 | 山银花 |
| $P_{31}$ | 79.46 | 川续断皂苷乙 | 山银花 |
| $P_{32}$ | 99.32 | 甘草次酸 | 甘草 |
| $P_{33}$ | 99.33 | 甘草酸 | 甘草 |
| $P_{34}$ | 105.34 | 甘草宁 B | 甘草 |
| $P_{35}$ | 108.09 | 菝葜皂苷元 | 天冬 |
| $P_{36}$ | 108.92 | 甲基麦冬二氢高异黄酮 A | 麦冬 |
| $P_{37}$ | 109.09 | 鲁斯可皂苷元 | 麦冬 |
| $P_{38}$ | 109.09 | 麦冬皂苷 D | 麦冬 |

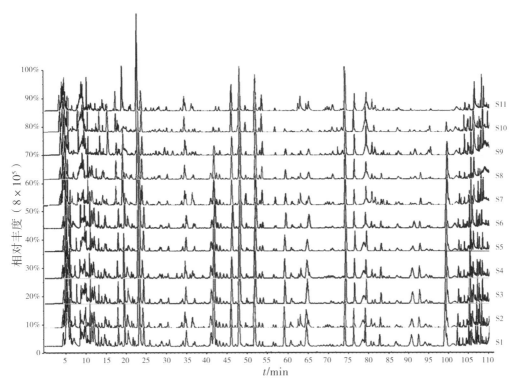

图 3-1 口炎清差异样品的 LC-MS/MS 总离子流图

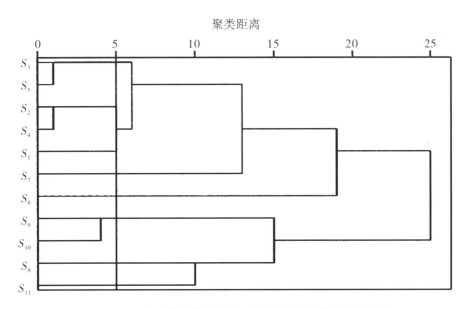

图 3-2 口炎清差异样品的 LC-MS/MS 指纹图谱聚类分析

表 3 - 4　口炎清差异样品的指纹特征（38 个成分的相对峰面积）

| 峰序号 | $P_1$ | $P_2$ | $P_3$ | $P_4$ | $P_5$ | $P_6$ | $P_7$ | $P_8$ | $P_9$ | $P_{10}$ |
|---|---|---|---|---|---|---|---|---|---|---|
| $S_1$ | 0.0083 | 0.2467 | 0.0502 | 0.0287 | 0.0390 | 0.0193 | 0.9459 | 0.0615 | 1.1893 | 0.0967 |
| $S_2$ | 0.0086 | 0.1784 | 0.0525 | 0.0236 | 0.1198 | 0.0164 | 0.6218 | 0.0497 | 0.8337 | 0.0837 |
| $S_3$ | 0.0050 | 0.2052 | 0.0232 | 0.0187 | 0.0232 | 0.0117 | 0.5363 | 0.0378 | 0.7682 | 0.0578 |
| $S_4$ | 0.0066 | 0.1673 | 0.0351 | 0.0222 | 0.0589 | 0.0131 | 0.5501 | 0.0484 | 0.4935 | 0.0879 |
| $S_5$ | 0.0076 | 0.2456 | 0.0322 | 0.0167 | 0.0246 | 0.0170 | 0.5240 | 0.0342 | 0.7331 | 0.0679 |
| $S_6$ | 0.0032 | 0.1126 | 0.0118 | 0.0108 | 0.0378 | 0.0060 | 0.2897 | 0.0471 | 0.7259 | 0.0820 |
| $S_7$ | 0.0052 | 0.1213 | 0.0263 | 0.0136 | 0.1624 | 0.0089 | 0.2815 | 0.0469 | 0.6969 | 0.0760 |
| $S_8$ | 0.0079 | 0.2525 | 0.0289 | 0.0115 | 0.0451 | 0.0130 | 0.3428 | 0.0362 | 0.6906 | 0.0817 |
| $S_9$ | 0.0000 | 0.0040 | 0.0058 | 0.0027 | 0.0045 | 0.0011 | 0.0097 | 0.0363 | 0.5569 | 0.0045 |
| $S_{10}$ | 0.0001 | 0.0060 | 0.0042 | 0.0013 | 0.0041 | 0.0019 | 0.0147 | 0.0287 | 0.5091 | 0.0042 |
| $S_{11}$ | 0.0101 | 0.2246 | 0.0271 | 0.0129 | 0.1243 | 0.0189 | 0.3085 | 0.0494 | 0.6390 | 0.0907 |

| 峰序号 | $P_{11}$ | $P_{12}$ | $P_{13}$ | $P_{14}$ | $P_{15}$ | $P_{16}$ | $P_{17}$ | $P_{18}$ | $P_{19}$ | $P_{20}$ |
|---|---|---|---|---|---|---|---|---|---|---|
| $S_1$ | 0.1904 | 0.0000 | 1.0254 | 5.7467 | 1.2295 | 0.0492 | 0.1995 | 0.4112 | 0.3902 | 1.3639 |
| $S_2$ | 0.1763 | 0.0137 | 0.7539 | 5.0650 | 0.9823 | 0.0460 | 0.1803 | 0.4002 | 0.3564 | 1.1094 |
| $S_3$ | 0.1174 | 0.0100 | 0.7289 | 4.7275 | 0.9818 | 0.0348 | 0.1492 | 0.3405 | 0.3161 | 1.1265 |
| $S_4$ | 0.1550 | 0.0117 | 0.6923 | 4.9273 | 0.9296 | 0.0365 | 0.1630 | 0.3623 | 0.3399 | 1.0150 |
| $S_5$ | 0.1475 | 0.0091 | 0.6592 | 4.1273 | 0.8103 | 0.0375 | 0.1136 | 0.3136 | 0.2672 | 0.9453 |
| $S_6$ | 0.1261 | 0.0119 | 1.0891 | 6.9542 | 1.4232 | 0.0383 | 0.1602 | 0.4319 | 0.4384 | 1.4563 |
| $S_7$ | 0.1285 | 0.0189 | 0.8278 | 4.9017 | 1.0951 | 0.0430 | 0.1190 | 0.3424 | 0.3175 | 1.2508 |
| $S_8$ | 0.1521 | 0.0242 | 0.6589 | 4.0349 | 0.8430 | 0.0410 | 0.0869 | 0.2855 | 0.2454 | 1.0078 |
| $S_9$ | 0.0037 | 0.0128 | 0.3114 | 2.8818 | 0.5021 | 0.0048 | 0.0248 | 0.0893 | 0.1738 | 0.5557 |
| $S_{10}$ | 0.0052 | 0.0047 | 0.3624 | 2.5938 | 0.5359 | 0.0035 | 0.0136 | 0.0726 | 0.1452 | 0.5960 |
| $S_{11}$ | 0.1421 | 0.0318 | 0.6384 | 3.2517 | 0.7615 | 0.0364 | 0.0000 | 0.1939 | 0.1881 | 0.9178 |

| 峰序号 | $P_{21}$ | $P_{22}$ | $P_{23}$ | $P_{24}$ | $P_{25}$ | $P_{26}$ | $P_{27}$ | $P_{28}$ | $P_{29}$ | $P_{30}$ |
|---|---|---|---|---|---|---|---|---|---|---|
| $S_1$ | 1.2320 | 2.8844 | 0.0000 | 1.7443 | 0.0474 | 0.0233 | 0.0000 | 0.0000 | 0.0371 | 0.0194 |
| $S_2$ | 1.0761 | 2.5344 | 0.0167 | 1.3082 | 0.1186 | 0.0391 | 0.0908 | 0.0090 | 0.0344 | 0.0194 |
| $S_3$ | 0.9833 | 2.3728 | 0.0296 | 1.2500 | 0.0101 | 0.0006 | 0.1319 | 0.0146 | 0.0363 | 0.0201 |
| $S_4$ | 1.0787 | 2.3476 | 0.0503 | 1.2951 | 0.0986 | 0.0339 | 0.2230 | 0.0199 | 0.0340 | 0.0199 |

续上表

| 峰序号 | $P_{21}$ | $P_{22}$ | $P_{23}$ | $P_{24}$ | $P_{25}$ | $P_{26}$ | $P_{27}$ | $P_{28}$ | $P_{29}$ | $P_{30}$ |
|---|---|---|---|---|---|---|---|---|---|---|
| $S_5$ | 0.8553 | 2.0386 | 0.0418 | 0.7775 | 0.0000 | 0.0000 | 0.2224 | 0.0248 | 0.0292 | 0.0186 |
| $S_6$ | 1.2943 | 2.9924 | 0.0510 | 1.2646 | 0.0589 | 0.0066 | 0.2955 | 0.0341 | 0.0174 | 0.0111 |
| $S_7$ | 0.9442 | 2.4701 | 0.0481 | 0.7081 | 0.1154 | 0.1234 | 0.3085 | 0.0302 | 0.0322 | 0.0207 |
| $S_8$ | 0.8650 | 2.0646 | 0.0795 | 0.4711 | 0.0504 | 0.1005 | 0.3660 | 0.0430 | 0.0266 | 0.0177 |
| $S_9$ | 0.5582 | 1.4838 | 0.0510 | 0.2562 | 0.0215 | 0.0578 | 0.2065 | 0.0634 | 0.0197 | 0.0143 |
| $S_{10}$ | 0.4979 | 1.2969 | 0.0536 | 0.1293 | 0.0143 | 0.0259 | 0.2469 | 0.0639 | 0.0172 | 0.0132 |
| $S_{11}$ | 0.6736 | 1.6604 | 0.0846 | 0.0000 | 0.1053 | 0.0627 | 0.3806 | 0.0601 | 0.0210 | 0.0173 |

| 峰序号 | $P_{31}$ | $P_{32}$ | $P_{33}$ | $P_{34}$ | $P_{35}$ | $P_{36}$ | $P_{37}$ | $P_{38}$ |
|---|---|---|---|---|---|---|---|---|
| $S_1$ | 0.0469 | 0.8648 | 1.6664 | 1.6664 | 0.4191 | 0.0213 | 0.0187 | 0.0304 |
| $S_2$ | 0.0449 | 0.6080 | 1.4686 | 1.4339 | 0.8219 | 0.0053 | 0.0134 | 0.0078 |
| $S_3$ | 0.0499 | 0.7493 | 1.5654 | 1.1853 | 0.2669 | 0.0226 | 0.0273 | 0.0370 |
| $S_4$ | 0.0489 | 0.7201 | 1.6315 | 1.2060 | 0.6666 | 0.0108 | 0.0112 | 0.0127 |
| $S_5$ | 0.0441 | 0.4329 | 1.0328 | 0.8605 | 0.0000 | 0.0315 | 0.0156 | 0.0279 |
| $S_6$ | 0.0294 | 0.6245 | 0.8991 | 1.2477 | 0.7304 | 0.0258 | 0.0156 | 0.0158 |
| $S_7$ | 0.0456 | 0.4881 | 1.2657 | 0.9057 | 1.2909 | 0.0000 | 0.0000 | 0.0000 |
| $S_8$ | 0.0431 | 0.3274 | 0.8295 | 0.4560 | 0.2247 | 0.0310 | 0.0550 | 0.0196 |
| $S_9$ | 0.0377 | 0.0987 | 0.2975 | 0.4634 | 0.8944 | 0.0184 | 0.0361 | 0.0178 |
| $S_{10}$ | 0.0383 | 0.0603 | 0.1763 | 0.2004 | 0.2248 | 0.0479 | 0.0324 | 0.0501 |
| $S_{11}$ | 0.0407 | 0.0000 | 0.0000 | 0.0000 | 1.0439 | 0.0193 | 0.0385 | 0.0387 |

## （二）差异样品药效学研究

### 1. 考察口炎清差异样品的细胞毒性

研究结果（表 3 - 5）表明，浓度为 55.6 μg/mL 的口炎清 1—11 组差异样品对细胞的存活率均没有显著影响（$P > 0.05$），即对细胞均无毒性。

表 3-5　细胞存活率

| 浓度/（55.6 μg·mL$^{-1}$） | 存　活　率 |
|---|---|
| $S_1$ | 0.912 ± 0.007 |
| $S_2$ | 0.923 ± 0.013 |
| $S_3$ | 0.926 ± 0.027 |
| $S_4$ | 0.908 ± 0.006 |
| $S_5$ | 0.890 ± 0.023 |
| $S_6$ | 0.903 ± 0.033 |
| $S_7$ | 0.906 ± 0.019 |
| $S_8$ | 0.890 ± 0.048 |
| $S_9$ | 0.947 ± 0.006 |
| $S_{10}$ | 0.914 ± 0.018 |

注：与空白对照组比较，$^*P<0.05$，$^{**}P<0.01$。

## 2. 细胞急性炎症的改善

（1）促炎因子 TNF-α 的含量。实验结果（表 3-6、图 3-3）表明，模型组 TNF-α 含量显著升高（$P<0.01$），给药处理后，NP、Dex 和差异样品 1 组、4 组、5 组、6 组和 11 组，均对 TNF-α 升高有显著抑制作用（$P<0.01$，$P<0.05$）。

表 3-6　差异样品对 TNF-α 含量的影响

| 组　别 | TNF-α/（pg·mL$^{-1}$） |
|---|---|
| 空白 | 1.20 ± 0.02 |
| 模型 | 1.74 ± 0.03$^{**}$ |
| NP | 1.23 ± 0.09$^{##}$ |
| Dex | 1.37 ± 0.02$^{##}$ |
| $S_1$ | 1.15 ± 0.10$^{##}$ |
| $S_2$ | 1.64 ± 0.19 |
| $S_3$ | 1.58 ± 0.12 |
| $S_4$ | 1.22 ± 0.07$^{##}$ |
| $S_5$ | 1.50 ± 0.12$^{#}$ |
| $S_6$ | 1.12 ± 0.14$^{##}$ |

续上表

| 组　别 | TNF $-\alpha$/ （pg·mL$^{-1}$） |
|---|---|
| $S_7$ | 1.93 ± 0.11 |
| $S_8$ | 1.77 ± 0.02 |
| $S_9$ | 1.77 ± 0.08 |
| $S_{10}$ | 1.89 ± 0.11 |
| $S_{11}$ | 1.40 ± 0.15$^{\#\#}$ |

注：与空白对照组比较，$^*P < 0.05$，$^{**}P < 0.01$；与模型组比较，$^{\#}P < 0.05$，$^{\#\#}P < 0.01$。

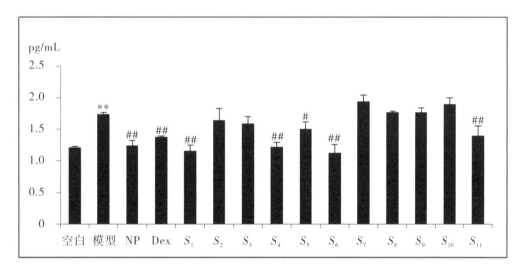

图 3 − 3　差异样品对 TNF − $\alpha$ 含量的影响

注：与空白对照组比较，$^*P < 0.05$，$^{**}P < 0.01$；与模型组比较，$^{\#}P < 0.05$，$^{\#\#}P < 0.01$。

（2）促炎因子 IL − 8 的含量。实验结果（表 3 − 7、图 3 − 4）表明，模型组 IL − 8 含量显著升高（$P < 0.01$），给药处理后，NP、Dex 和差异样品 5 组、6 组，均对 IL − 8 升高有显著抑制作用（$P < 0.01$，$P < 0.05$）。

表 3 − 7　差异样品对 IL − 8 含量的影响

| 组　别 | IL − 8/ （pg·mL$^{-1}$） |
|---|---|
| 空白 | 215.11 ± 9.52 |
| 模型 | 272.93 ± 12.80$^{**}$ |
| NP | 239.81 ± 14.04$^{\#\#}$ |

续上表

| 组　别 | IL－8/（pg·mL$^{-1}$） |
|---|---|
| Dex | 230.85 ± 3.72$^{\#\#}$ |
| $S_1$ | 289.76 ± 3.37 |
| $S_2$ | 265.53 ± 13.31 |
| $S_3$ | 261.08 ± 14.86 |
| $S_4$ | 341.33 ± 14.79 |
| $S_5$ | 250.25 ± 6.24$^{\#}$ |
| $S_6$ | 237.00 ± 10.85$^{\#\#}$ |
| $S_7$ | 252.69 ± 9.45 |
| $S_8$ | 341.92 ± 7.89 |
| $S_9$ | 288.33 ± 8.85 |
| $S_{10}$ | 259.30 ± 2.87 |
| $S_{11}$ | 279.84 ± 15.76 |

注：与空白对照组比较，$^*P < 0.05$，$^{**}P < 0.01$；与模型组比较，$^{\#}P < 0.05$，$^{\#\#}P < 0.01$。

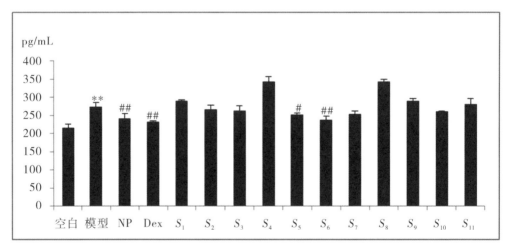

图 3－4　差异样品对 IL－8 含量的影响

注：与空白对照组比较，$^*P < 0.05$，$^{**}P < 0.01$；与模型组比较，$^{\#}P < 0.05$，$^{\#\#}P < 0.01$。

（3）促炎因子 IL－6 的含量。实验结果（表 3－8、图 3－5）表明，模型组 IL－6 含量显著升高（$P < 0.01$），给药处理后，Dex 和差异样品 1 组、2 组、4 组、5 组、6 组、8 组、9 组、10 组、11 组，均对 IL－6 升高有显著抑制作用（$P < 0.01$，$P < 0.05$）。

表3-8 差异样品对IL-6含量的影响

| 组 别 | IL-6/（pg·mL$^{-1}$） |
|---|---|
| 空白 | 2.14±0.05 |
| 模型 | 3.14±0.11** |
| NP | 2.76±0.16 |
| Dex | 2.60±0.27# |
| $S_1$ | 2.37±0.14## |
| $S_2$ | 2.53±0.19## |
| $S_3$ | 2.87±0.34 |
| $S_4$ | 2.53±0.16## |
| $S_5$ | 2.64±0.19# |
| $S_6$ | 2.53±0.16## |
| $S_7$ | 2.79±0.30 |
| $S_8$ | 2.14±0.14## |
| $S_9$ | 2.56±0.14## |
| $S_{10}$ | 2.60±0.22# |
| $S_{11}$ | 2.11±0.14## |

注：与空白对照组比较，$^*P<0.05$，$^{**}P<0.01$；与模型组比较，$^{#}P<0.05$，$^{##}P<0.01$。

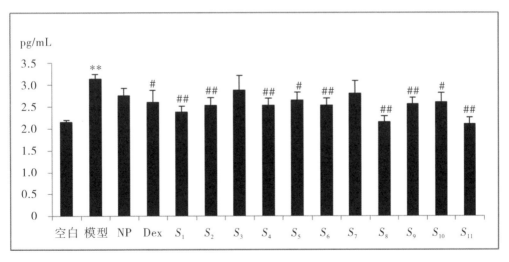

图3-5 差异样品对IL-6含量的影响
注：与空白对照组比较，$^*P<0.05$，$^{**}P<0.01$；与模型组比较，$^{#}P<0.05$，$^{##}P<0.01$。

（4）促炎因子 IL-1β 的含量。实验结果（表 3-9、图 3-6）表明，模型组 IL-1β 含量显著升高（$P<0.01$），给药处理后，NP、Dex 和差异样品 3 组、4 组、5 组、6 组、8 组、9 组、10 组和 11 组，均对 IL-1β 升高有显著抑制作用（$P<0.01$）。

表 3-9　差异样品对促炎因子 IL-1β 的改善

| 组　别 | IL-1β/（pg·mL$^{-1}$） |
| --- | --- |
| 空白 | $11.63\pm0.93$ |
| 模型 | $20.28\pm2.12^{**}$ |
| NP | $10.64\pm0.91^{\#\#}$ |
| Dex | $15.21\pm1.15^{\#\#}$ |
| $S_1$ | $18.92\pm0.35$ |
| $S_2$ | $18.06\pm2.73$ |
| $S_3$ | $15.83\pm1.21^{\#\#}$ |
| $S_4$ | $14.72\pm1.57^{\#\#}$ |
| $S_5$ | $15.96\pm0.87^{\#\#}$ |
| $S_6$ | $12.62\pm1.15^{\#\#}$ |
| $S_7$ | $17.44\pm0.93$ |
| $S_8$ | $13.11\pm1.40^{\#\#}$ |
| $S_9$ | $14.23\pm1.15^{\#\#}$ |
| $S_{10}$ | $14.35\pm1.39^{\#\#}$ |
| $S_{11}$ | $13.61\pm1.32^{\#\#}$ |

注：与空白对照组比较，$^*P<0.05$，$^{**}P<0.01$；与模型组比较，$^{\#}P<0.05$，$^{\#\#}P<0.01$。

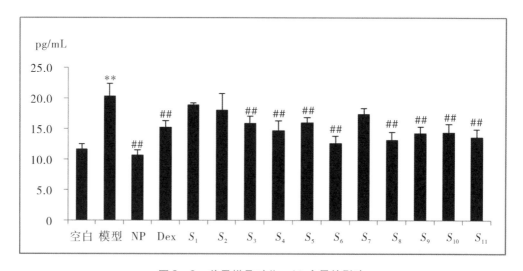

图 3-6　差异样品对 IL-1β 含量的影响
注：与空白对照组比较，$^*P<0.05$，$^{**}P<0.01$；与模型组比较，$^{\#}P<0.05$，$^{\#\#}P<0.01$。

本节口炎清差异样品药效实验考察了 TNF – α、IL – 8、IL – 6 和 IL – 1β 等药效学指标，结果显示上述指标在模型组与空白组间具有显著性差异；阳性药 Dex 和 NP 对模型组的症状均有改善作用；口炎清 1—11 组差异样品针对上述 4 个指标有较大的药效差异，说明各差异样品间存在较强差异性，符合预期结果，为进行口炎清颗粒谱效学研究提供了依据。

# 第三节　药效物质基础与组方配伍规律研究

中药复方的药效是所含的各活性成分协同作用的结果，其活性成分的变化必然能够引起整体生物疗效的改变。本节利用灰色关联分析方法，研究口炎清差异样品药材含量变化与药效结果之间的关联性，明确其各味组成药材的药效贡献及其主次关系，从而科学解读其组方规律；综合运用灰色关联分析、主成分分析、偏最小二乘法等方法，研究口炎清差异样品中 38 种已确证的化学成分与药效结果之间的关联性，发现口炎清颗粒中真正发挥抗炎药效的活性成分群，阐明了其药效物质基础，为其临床应用提供科学依据。

【实验方法】

（一）灰色关联分析（GRA）

GRA 可直观显示系统中各因素的关联程度，但无法显示负相关关系。基本步骤[3]如下：首先是参考数列与比较数列的确定；其次是原始数据的无量纲化处理（均值化法）；再次是计算关联系数，其中分辨系数 ρ 取 0.5；最后是计算关联度并进行排序。

（二）主成分分析（PCA）

PCA 研究多个自变量与因变量之间的关联程度，利用降维的方法有效避免自变量间的共线性，可显示正负相关关系。基本步骤[4-5]如下：原始数据标准化（SPSS 自动完成）；将具有一定相关性的变量重新组合成几个新的相互独立的主成分；然后用主成分作为新的自变量，对因变量进行回归分析，并转换回原自变量，以建立因变量与原自变量的多元线性回归方程。运用 SPSS 19.0 的 Factor Analysis 模块实现上述方法。

## （三）偏最小二乘法（PLS）

PLS 研究多个自变量与因变量之间的关联程度，克服了自变量高线性相关性问题，可在样本数比变量数少的情况下进行回归，且能够显示正负相关关系。基本步骤[6]如下：数据矩阵 $X$ 和 $Y$ 的标准化处理；提取主成分并进行逐步回归；重复前一步骤，直至提取出所有的自变量和因变量成分；最后建立稳定的多个自变量与因变量之间的回归方程。运用 SPSS 19.0 的 PLS 模块实现上述方法。

## （四）数据的无量纲化处理

进行谱效结合分析之前，对负向药效指标参数进行正向化处理（取倒数）；根据需要再对正向化的药效指标和化学成分的相对峰面积进行无量纲化处理（均值化）。见表 3 - 10 至表 3 - 12。

表 3 - 10　口炎清差异样品药效结果正向化处理

| 组　　别 | TNF - α | IL - 8 | IL - 6 | IL - 1β |
|---|---|---|---|---|
| $S_1$ | 0.87059 | 0.00345 | 0.42139 | 0.05285 |
| $S_2$ | 0.61003 | 0.00377 | 0.39588 | 0.05538 |
| $S_3$ | 0.63166 | 0.00383 | 0.34843 | 0.06316 |
| $S_4$ | 0.82057 | 0.00293 | 0.39588 | 0.06794 |
| $S_5$ | 0.66712 | 0.00400 | 0.37869 | 0.06267 |
| $S_6$ | 0.89233 | 0.00422 | 0.39588 | 0.07925 |
| $S_7$ | 0.51706 | 0.00396 | 0.35797 | 0.05734 |
| $S_8$ | 0.56641 | 0.00292 | 0.46647 | 0.07626 |
| $S_9$ | 0.56641 | 0.00347 | 0.38998 | 0.07030 |
| $S_{10}$ | 0.52857 | 0.00386 | 0.38425 | 0.06969 |
| $S_{11}$ | 0.71385 | 0.00357 | 0.47493 | 0.07349 |

表 3 - 11　口炎清差异样品药效结果正向化后的均值化处理

| 组　　别 | TNF - α | IL - 8 | IL - 6 | IL - 1β |
|---|---|---|---|---|
| $S_1$ | 1.29682 | 0.94969 | 1.05114 | 0.79813 |
| $S_2$ | 0.90869 | 1.03635 | 0.98752 | 0.83638 |
| $S_3$ | 0.94092 | 1.05404 | 0.86915 | 0.95393 |
| $S_4$ | 1.22231 | 0.80621 | 0.98752 | 1.02604 |
| $S_5$ | 0.99374 | 1.09966 | 0.94463 | 0.94654 |

续上表

| 组　　别 | TNF－α | IL－8 | IL－6 | IL－1β |
|---|---|---|---|---|
| $S_6$ | 1.32920 | 1.16114 | 0.98752 | 1.19694 |
| $S_7$ | 0.77020 | 1.08902 | 0.89294 | 0.86602 |
| $S_8$ | 0.84372 | 0.80483 | 1.16358 | 1.15180 |
| $S_9$ | 0.84371 | 0.95441 | 0.97280 | 1.06171 |
| $S_{10}$ | 0.78735 | 1.06125 | 0.95851 | 1.05256 |
| $S_{11}$ | 1.06334 | 0.98338 | 1.18471 | 1.10994 |

表 3－12　口炎清差异样品指纹特征均值化处理

| 峰序号 | $P_1$ | $P_2$ | $P_3$ | $P_4$ | $P_5$ | $P_6$ | $P_7$ | $P_8$ | $P_9$ | $P_{10}$ |
|---|---|---|---|---|---|---|---|---|---|---|
| $S_1$ | 1.4622 | 1.5383 | 1.8585 | 1.9385 | 0.6657 | 1.6695 | 2.3513 | 1.4201 | 1.6695 | 1.4514 |
| $S_2$ | 1.5144 | 1.1124 | 1.9402 | 1.5950 | 2.0476 | 1.4198 | 1.5457 | 1.1486 | 1.1703 | 1.2555 |
| $S_3$ | 0.8742 | 1.2796 | 0.8594 | 1.2632 | 0.3968 | 1.0122 | 1.3332 | 0.8730 | 1.0783 | 0.8669 |
| $S_4$ | 1.1642 | 1.0434 | 1.2967 | 1.5031 | 1.0070 | 1.1326 | 1.3675 | 1.1195 | 0.6927 | 1.3185 |
| $S_5$ | 1.3425 | 1.5313 | 1.1915 | 1.1265 | 0.4202 | 1.4700 | 1.3025 | 0.7895 | 1.0291 | 1.0191 |
| $S_6$ | 0.5610 | 0.7018 | 0.4383 | 0.7311 | 0.6464 | 0.5215 | 0.7202 | 1.0877 | 1.0189 | 1.2303 |
| $S_7$ | 0.9056 | 0.7563 | 0.9744 | 0.9179 | 2.7759 | 0.7667 | 0.6998 | 1.0832 | 0.9783 | 1.1408 |
| $S_8$ | 1.3803 | 1.5740 | 1.0674 | 0.7787 | 0.7701 | 1.1242 | 0.8521 | 0.8365 | 0.9694 | 1.2253 |
| $S_9$ | 0.0052 | 0.0251 | 0.2148 | 0.1822 | 0.0764 | 0.0921 | 0.0240 | 0.8379 | 0.7817 | 0.0682 |
| $S_{10}$ | 0.0092 | 0.0374 | 0.1560 | 0.0893 | 0.0696 | 0.1606 | 0.0366 | 0.6631 | 0.7146 | 0.0629 |
| $S_{11}$ | 1.7811 | 1.4004 | 1.0028 | 0.8743 | 2.1243 | 1.6308 | 0.7670 | 1.1409 | 0.8971 | 1.3612 |

| 峰序号 | $P_{11}$ | $P_{12}$ | $P_{13}$ | $P_{14}$ | $P_{15}$ | $P_{16}$ | $P_{17}$ | $P_{18}$ | $P_{19}$ | $P_{20}$ |
|---|---|---|---|---|---|---|---|---|---|---|
| $S_1$ | 1.5582 | 0.0000 | 1.4559 | 1.2845 | 1.3398 | 1.4604 | 1.8137 | 1.3947 | 1.3507 | 1.3225 |
| $S_2$ | 1.4425 | 1.0117 | 1.0703 | 1.1322 | 1.0704 | 1.3633 | 1.6388 | 1.3573 | 1.2335 | 1.0757 |
| $S_3$ | 0.9605 | 0.7359 | 1.0349 | 1.0567 | 1.0699 | 1.0308 | 1.3564 | 1.1547 | 1.0939 | 1.0923 |
| $S_4$ | 1.2682 | 0.8637 | 0.9829 | 1.1014 | 1.0130 | 1.0828 | 1.4818 | 1.2288 | 1.1763 | 0.9842 |
| $S_5$ | 1.2072 | 0.6726 | 0.9359 | 0.9226 | 0.8830 | 1.1124 | 1.0324 | 1.0637 | 0.9248 | 0.9166 |
| $S_6$ | 1.0321 | 0.8808 | 1.5462 | 1.5544 | 1.5509 | 1.1356 | 1.4565 | 1.4647 | 1.5175 | 1.4121 |
| $S_7$ | 1.0518 | 1.3969 | 1.1753 | 1.0956 | 1.1934 | 1.2750 | 1.0820 | 1.1611 | 1.0988 | 1.2128 |
| $S_8$ | 1.2444 | 1.7915 | 0.9355 | 0.9019 | 0.9187 | 1.2149 | 0.7899 | 0.9684 | 0.8494 | 0.9772 |
| $S_9$ | 0.0299 | 0.9494 | 0.4422 | 0.6441 | 0.5472 | 0.1414 | 0.2252 | 0.3028 | 0.6014 | 0.5388 |
| $S_{10}$ | 0.0427 | 0.3502 | 0.5145 | 0.5798 | 0.5839 | 0.1038 | 0.1233 | 0.2462 | 0.5025 | 0.5779 |
| $S_{11}$ | 1.1625 | 2.3473 | 0.9064 | 0.7268 | 0.8298 | 1.0797 | 0.0000 | 0.6576 | 0.6512 | 0.8899 |

续上表

| 峰序号 | $P_{21}$ | $P_{22}$ | $P_{23}$ | $P_{24}$ | $P_{25}$ | $P_{26}$ | $P_{27}$ | $P_{28}$ | $P_{29}$ | $P_{30}$ |
|---|---|---|---|---|---|---|---|---|---|---|
| $S_1$ | 1.3473 | 1.3140 | 0.0000 | 2.0845 | 0.8143 | 0.5403 | 0.0000 | 0.0000 | 1.3379 | 1.1120 |
| $S_2$ | 1.1769 | 1.1546 | 0.3633 | 1.5634 | 2.0370 | 0.9088 | 0.4039 | 0.2724 | 1.2386 | 1.1129 |
| $S_3$ | 1.0753 | 1.0810 | 0.6426 | 1.4939 | 0.1730 | 0.0142 | 0.5869 | 0.4422 | 1.3088 | 1.1534 |
| $S_4$ | 1.1796 | 1.0695 | 1.0932 | 1.5478 | 1.6941 | 0.7867 | 0.9923 | 0.6036 | 1.2272 | 1.1425 |
| $S_5$ | 0.9354 | 0.9287 | 0.9086 | 0.9292 | 0.0000 | 0.0000 | 0.9898 | 0.7513 | 1.0531 | 1.0675 |
| $S_6$ | 1.4155 | 1.3632 | 1.1078 | 1.5113 | 1.0113 | 0.1528 | 1.3149 | 1.0345 | 0.6263 | 0.6347 |
| $S_7$ | 1.0326 | 1.1253 | 1.0446 | 0.8462 | 1.9813 | 2.8657 | 1.3727 | 0.9155 | 1.1596 | 1.1860 |
| $S_8$ | 0.9460 | 0.9406 | 1.7274 | 0.5630 | 0.8648 | 2.3324 | 1.6284 | 1.3018 | 0.9601 | 1.0175 |
| $S_9$ | 0.6104 | 0.6760 | 1.1082 | 0.3062 | 0.3698 | 1.3430 | 0.9190 | 1.9226 | 0.7092 | 0.8224 |
| $S_{10}$ | 0.5445 | 0.5908 | 1.1647 | 0.1546 | 0.2464 | 0.6012 | 1.0985 | 1.9364 | 0.6215 | 0.7595 |
| $S_{11}$ | 0.7366 | 0.7564 | 1.8396 | 0.0000 | 1.8081 | 1.4549 | 1.6936 | 1.8197 | 0.7576 | 0.9916 |

| 峰序号 | $P_{31}$ | $P_{32}$ | $P_{33}$ | $P_{34}$ | $P_{35}$ | $P_{36}$ | $P_{37}$ | $P_{38}$ |
|---|---|---|---|---|---|---|---|---|
| $S_1$ | 1.0993 | 1.9124 | 1.6921 | 1.9044 | 0.7002 | 1.0008 | 0.7806 | 1.2959 |
| $S_2$ | 1.0511 | 1.3445 | 1.4913 | 1.6387 | 1.3732 | 0.2472 | 0.5571 | 0.3327 |
| $S_3$ | 1.1689 | 1.6570 | 1.5896 | 1.3546 | 0.4460 | 1.0630 | 1.1377 | 1.5776 |
| $S_4$ | 1.1457 | 1.5926 | 1.6567 | 1.3783 | 1.1138 | 0.5101 | 0.4656 | 0.5431 |
| $S_5$ | 1.0330 | 0.9573 | 1.0488 | 0.9834 | 0.0000 | 1.4793 | 0.6527 | 1.1918 |
| $S_6$ | 0.6877 | 1.3811 | 0.9130 | 1.4259 | 1.2203 | 1.2127 | 0.6514 | 0.6736 |
| $S_7$ | 1.0693 | 1.0793 | 1.2853 | 1.0350 | 2.1568 | 0.0000 | 0.0000 | 0.0000 |
| $S_8$ | 1.0107 | 0.7240 | 0.8423 | 0.5211 | 0.3755 | 1.4571 | 2.2937 | 0.8344 |
| $S_9$ | 0.8837 | 0.2184 | 0.3021 | 0.5296 | 1.4944 | 0.8665 | 1.5048 | 0.7610 |
| $S_{10}$ | 0.8969 | 0.1334 | 0.1790 | 0.2290 | 0.3756 | 2.2544 | 1.3498 | 2.1375 |
| $S_{11}$ | 0.9538 | 0.0000 | 0.0000 | 0.0000 | 1.7442 | 0.9090 | 1.6067 | 1.6525 |

## 【实验结果】

### （一）组方配伍规律研究

#### 1. 差异样品药效分析

本实验中，各组细胞（空白对照组除外）均接受造模处理，所以为了分析 Dex、NP 及口炎清 1—11 组差异样品的药物处理影响，将模型组的 4 个药效参数定义为参考数列，给药组（Dex、NP 和差异样品 1—11 组）定义为比较数列；并利用灰色关联分析方法计算两个数列间的相似度，相似度越低则药效越强，反之药效越差。见表 3 - 13。

结果表明（表 3 - 14），各组药效作用由强到弱依次为 $S_6 > NP > S_4 > S_{11} > Dex > S_8 > S_1 > S_5 > S_{10} > S_9 > S_7 > S_3 > S_2$。其中，Dex 和 NP 的药效作用排在前列，与预期结果基本吻合。参考差异样品构建方案表（表 3 - 1），药效最强的 6 组样品与口炎清颗粒的原配伍比例最为接近，且药效优于两个阳性药 Dex 和 NP；1 组、4 组、5 组、8 组、11 组差异样品与原配伍比例较接近或其中一味药材较少，药效居中；2 组、3 组、7 组、9 组、10 组差异样品中其中两味药材含量较低，药效最差。因此，可推测口炎清中各味药材均对药效有贡献，缺一不可，而且配伍比例越接近原配伍比例药效越强，体现了口炎清颗粒配伍比例的合理性。

表 3 - 13　灰色关联分析中的参考数列与比较数列

| 组　　别 | TNF - α | IL - 8 | IL - 6 | IL - 1β |
|---|---|---|---|---|
| [a]模型 | 0.84821 | 0.98382 | 0.81489 | 0.73637 |
| [b]NP | 1.19553 | 1.11969 | 0.92793 | 1.40374 |
| [b]Dex | 1.07352 | 1.16317 | 0.98245 | 0.98170 |
| [b]$S_1$ | 1.28299 | 0.92666 | 1.07739 | 0.78929 |
| [b]$S_2$ | 0.89900 | 1.01123 | 1.01218 | 0.82712 |
| [b]$S_3$ | 0.93089 | 1.02849 | 0.89086 | 0.94337 |
| [b]$S_4$ | 1.20928 | 0.78667 | 1.01218 | 1.01468 |
| [b]$S_5$ | 0.98314 | 1.07301 | 0.96823 | 0.93606 |
| [b]$S_6$ | 1.31504 | 1.13299 | 1.01218 | 1.18369 |
| [b]$S_7$ | 0.76199 | 1.06262 | 0.91524 | 0.85643 |
| [b]$S_8$ | 0.83472 | 0.78532 | 1.19264 | 1.13905 |
| [b]$S_9$ | 0.83472 | 0.93128 | 0.99709 | 1.04995 |
| [b]$S_{10}$ | 0.77896 | 1.03552 | 0.98245 | 1.04091 |
| [b]$S_{11}$ | 1.05201 | 0.95954 | 1.21429 | 1.09765 |

注：a 为参考数列，b 为比较数列。

表 3 - 14　给药组的灰色关联分析结果

| 组　　别 | $S_2$ | $S_3$ | $S_7$ | $S_9$ | $S_{10}$ | $S_5$ | $S_1$ |
|---|---|---|---|---|---|---|---|
| 关联度 | 0.8341 | 0.8102 | 0.8084 | 0.7770 | 0.7498 | 0.7314 | 0.7051 |

| 组　　别 | $S_8$ | Dex | $S_{11}$ | $S_4$ | NP | $S_6$ |
|---|---|---|---|---|---|---|
| 关联度 | 0.6530 | 0.6475 | 0.6472 | 0.5937 | 0.5933 | 0.5628 |

## 2. 组方配伍规律研究

利用灰色关联分析方法计算 11 批差异样品中各味药材的含量差异与每个药效指标的药效结果的关联度，关联度越大表明该药材对药效的贡献越大，见表3 – 15。

表3 –15  差异样品各味药材与药效指标的灰色关联分析结果

| 关 联 度 | IL –1β | IL –6 | IL –8 | TNF –α |
|---|---|---|---|---|
| 山银花 | 0.69 | 0.72 | 0.69 | 0.80 |
| 玄参 | 0.57 | 0.57 | 0.50 | 0.52 |
| 天冬 | 0.58 | 0.57 | 0.50 | 0.57 |
| 麦冬 | 0.54 | 0.56 | 0.50 | 0.56 |
| 甘草 | 0.54 | 0.55 | 0.50 | 0.62 |

TNF –α、IL –8、IL –6 和 IL –1β 是参与炎症反应的重要介质，可促进炎性反应进程。TNF –α 可诱导 IL –1、IL –6 等细胞因子以及多种炎性介质的产生，促进炎症细胞向病变组织移行。IL –8 有强烈的趋化作用，可激活和趋化中性粒细胞，以及趋化淋巴细胞和嗜碱性粒细胞等。IL –6 调节多种炎症细胞的增殖、分化及迁移。IL –1β 可促进症白细胞迁移和黏附分子表达，引起炎症介质的释放等[7-15]。由表 3 – 15 可知，山银花与 TNF –α、IL –8、IL –6 和 IL –1β 4 个药效指标间的关联度远远大于其余四味药材，为发挥抗炎药效的主要贡献者，体现了其在配伍中的君药地位；玄参、天冬、麦冬三味药材与 IL –6 和 IL –1β 指标关联密切，与调节多种炎症细胞的增殖、分化及迁移，以及促进白细胞迁移和黏附分子表达、引起炎症介质的释放相关；甘草与 TNF –α 指标关联密切，与诱导 IL –1、IL –6 等细胞因子及炎性介质的产生、促进炎症细胞向病变组织移行相关；玄参、天冬、麦冬、甘草四味药材通过相互补充，作为处方中的臣药及佐使药，起到增强山银花抗炎药效的作用。综上所述，方中五味药材相互辅佐，通过多靶点协同作用共同发挥良好的抗炎药效。

### (二) 药效物质基础研究

通过前面的研究，明确了复方中药口炎清颗粒的组方规律。在此基础上，进一步分析口炎清颗粒中的化学成分（指纹特征数据见表 3 – 4）与抗炎药效之间的关联性，明确其药效物质基础。

### 1. 化学成分差异与 IL –1β 含量的关联性分析

(1) 灰色关联分析。由表 3 – 16 可知，各自变量所对应的化学成分与 IL –1β 药效指标之间的灰色关联度排序依次为：$P_{31} > P_8 > P_{30} > P_{22} > P_{20} > P_9 > P_{23} > P_{21} > P_{14} > P_{13} > P_{15} > P_{27} > P_{16} > P_{19} > P_{10} > P_{11} > P_{29} > P_{36} > P_{18} > P_6 > P_{12} > P_3 > P_{37} > P_2 >$

$P_{28} > P_1 > P_{35} > P_4 > P_{34} > P_{38} > P_{17} > P_{32} > P_{24} > P_7 > P_{33} > P_{26} > P_{25} > P_5$。

各成分的关联度均大于 0.6，表明各成分均对药效有一定贡献。其中，$P_{31} > \cdots > P_9$ 关联度大于 0.8，对药效贡献最突出，主要是山银花、天冬、麦冬的成分及一些氨基酸。$P_{23} > \cdots > P_1$ 关联度大于 0.7，对药效贡献也比较大，主要是山银花、玄参、麦冬的成分及一些氨基酸；$P_{35} > \cdots > P_5$ 关联度小于 0.7，对药效贡献相对较小，主要是天冬、麦冬、甘草的成分及一些氨基酸。

由于灰色关联分析是以绝对值进行分析，无法体现化学成分与药效间的负相关关系，且自变量间有较严重的共线性。因此，为了全面且真实地反映各个化学成分的药效贡献，有必要结合以下两种方法进行综合分析。

表 3-16 各化学成分变量与 IL-1β 药效指标的灰色关联分析结果

| 峰序号 | $P_1$ | $P_2$ | $P_3$ | $P_4$ | $P_5$ | $P_6$ | $P_7$ | $P_8$ | $P_9$ | $P_{10}$ |
|---|---|---|---|---|---|---|---|---|---|---|
| 关联度 | 0.703 | 0.710 | 0.716 | 0.690 | 0.625 | 0.718 | 0.661 | 0.830 | 0.805 | 0.771 |
| 峰序号 | $P_{11}$ | $P_{12}$ | $P_{13}$ | $P_{14}$ | $P_{15}$ | $P_{16}$ | $P_{17}$ | $P_{18}$ | $P_{19}$ | $P_{20}$ |
| 关联度 | 0.763 | 0.716 | 0.797 | 0.797 | 0.797 | 0.786 | 0.664 | 0.737 | 0.772 | 0.809 |
| 峰序号 | $P_{21}$ | $P_{22}$ | $P_{23}$ | $P_{24}$ | $P_{25}$ | $P_{26}$ | $P_{27}$ | $P_{28}$ | $P_{29}$ | $P_{30}$ |
| 关联度 | 0.798 | 0.811 | 0.799 | 0.663 | 0.635 | 0.646 | 0.788 | 0.707 | 0.756 | 0.816 |
| 峰序号 | $P_{31}$ | $P_{32}$ | $P_{33}$ | $P_{34}$ | $P_{35}$ | $P_{36}$ | $P_{37}$ | $P_{38}$ | | |
| 关联度 | 0.840 | 0.664 | 0.648 | 0.678 | 0.690 | 0.740 | 0.714 | 0.666 | | |

（2）主成分分析。研究多个自变量与因变量之间的关联程度时，因化学成分自变量间存在共线性现象，导致回归分析模型适用度差，且参数估计不稳定。为此，将具有一定相关性的化学成分自变量重新组合成几个相互独立的主成分，然后用主成分作为新的自变量，对药效因变量进行回归分析，将原自变量的参数值进行还原后，通过原自变量参数值的大小来反映其对药效因变量的贡献程度。

采用 SPSS 19.0 进行主成分提取，总方差解释部分表明保留 5 个主成分为宜，可反映原始变量的 94.36%。由主成分特征向量矩阵（表 3-17）得到主成分表达式如下：

$$F_1 = 0.1345P_1 + 0.1400P_2 + \cdots - 0.0940P_{38}$$
$$F_2 = 0.2173P_1 + 0.1129P_2 + \cdots - 0.1549P_{38}$$
$$F_3 = 0.2265P_1 + 0.2561P_2 + \cdots + 0.2303P_{38}$$
$$F_4 = 0.1619P_1 + 0.2501P_2 + \cdots + 0.2322P_{38}$$
$$F_5 = -0.0756P_1 + 0.1121P_2 + \cdots - 0.2451P_{38}$$

表 3 - 17　主成分特征向量矩阵

| 变　量 | $F_1$ | $F_2$ | $F_3$ | $F_4$ | $F_5$ |
|---|---|---|---|---|---|
| $P_1$ | 0. 1345 | 0. 2173 | 0. 2265 | 0. 1619 | - 0. 0756 |
| $P_2$ | 0. 1400 | 0. 1129 | 0. 2561 | 0. 2501 | 0. 1121 |
| $P_3$ | 0. 1781 | 0. 0881 | 0. 1993 | - 0. 0507 | - 0. 1443 |
| $P_4$ | 0. 2027 | 0. 0082 | 0. 1502 | - 0. 0346 | - 0. 0791 |
| $P_5$ | 0. 0751 | 0. 3371 | - 0. 0672 | - 0. 1389 | - 0. 1173 |
| $P_6$ | 0. 1437 | 0. 1390 | 0. 2704 | 0. 1498 | - 0. 1469 |
| $P_7$ | 0. 1966 | - 0. 0461 | 0. 1807 | 0. 0380 | - 0. 1104 |
| $P_8$ | 0. 1654 | 0. 1068 | - 0. 0691 | - 0. 0098 | - 0. 4302 |
| $P_9$ | 0. 1580 | - 0. 0828 | 0. 0815 | 0. 0980 | - 0. 3572 |
| $P_{10}$ | 0. 1768 | 0. 1851 | 0. 0219 | 0. 1936 | 0. 0122 |
| $P_{11}$ | 0. 1907 | 0. 1333 | 0. 0992 | 0. 1487 | 0. 0330 |
| $P_{12}$ | - 0. 0509 | 0. 3677 | - 0. 0019 | 0. 1262 | 0. 1052 |
| $P_{13}$ | 0. 1846 | 0. 0082 | - 0. 1664 | 0. 2017 | - 0. 0461 |
| $P_{14}$ | 0. 1807 | - 0. 0550 | - 0. 2337 | 0. 1239 | 0. 0626 |
| $P_{15}$ | 0. 1789 | - 0. 0118 | - 0. 2217 | 0. 1602 | 0. 0130 |
| $P_{16}$ | 0. 1942 | 0. 1443 | 0. 0343 | 0. 1331 | 0. 0643 |
| $P_{17}$ | 0. 2029 | - 0. 1105 | - 0. 0591 | - 0. 0432 | 0. 1278 |
| $P_{18}$ | 0. 2070 | 0. 0016 | - 0. 0925 | 0. 0841 | 0. 1460 |
| $P_{19}$ | 0. 1942 | - 0. 0620 | - 0. 1912 | 0. 0588 | 0. 0591 |
| $P_{20}$ | 0. 1874 | 0. 0245 | - 0. 1669 | 0. 1608 | 0. 0313 |
| $P_{21}$ | 0. 1994 | - 0. 0481 | - 0. 1488 | 0. 1031 | 0. 0669 |
| $P_{22}$ | 0. 1988 | - 0. 0371 | - 0. 1717 | 0. 0755 | 0. 0487 |
| $P_{23}$ | - 0. 1393 | 0. 2340 | - 0. 0358 | 0. 2115 | 0. 2555 |
| $P_{24}$ | 0. 1964 | - 0. 1578 | - 0. 0486 | - 0. 0369 | 0. 0235 |
| $P_{25}$ | 0. 0827 | 0. 3102 | - 0. 1278 | - 0. 1366 | - 0. 1512 |
| $P_{26}$ | - 0. 0359 | 0. 3074 | - 0. 0525 | - 0. 1510 | 0. 1147 |
| $P_{27}$ | - 0. 1147 | 0. 2503 | - 0. 1178 | 0. 2120 | 0. 3042 |
| $P_{28}$ | - 0. 2064 | 0. 0909 | - 0. 0711 | 0. 0743 | - 0. 0678 |
| $P_{29}$ | 0. 1722 | - 0. 0053 | 0. 2036 | - 0. 2172 | 0. 1503 |
| $P_{30}$ | 0. 1256 | 0. 1284 | 0. 2689 | - 0. 2380 | 0. 1816 |

续上表

| 变 量 | $F_1$ | $F_2$ | $F_3$ | $F_4$ | $F_5$ |
|---|---|---|---|---|---|
| $P_{31}$ | 0.1014 | 0.0379 | 0.3238 | -0.2558 | 0.2094 |
| $P_{32}$ | 0.1974 | -0.1345 | -0.0334 | -0.0478 | 0.1634 |
| $P_{33}$ | 0.1927 | -0.0893 | 0.0339 | -0.1590 | 0.2468 |
| $P_{34}$ | 0.1933 | -0.1545 | -0.0758 | -0.1014 | 0.0070 |
| $P_{35}$ | 0.0085 | 0.2605 | -0.2542 | -0.2333 | -0.2746 |
| $P_{36}$ | -0.1167 | -0.2120 | 0.1078 | 0.3250 | 0.0330 |
| $P_{37}$ | -0.1250 | 0.0318 | 0.1760 | 0.2570 | 0.0113 |
| $P_{38}$ | -0.0940 | -0.1549 | 0.2303 | 0.2322 | -0.2451 |

注：提取的 5 个主成分用 $F_1$，$F_2$，$F_3$，$F_4$，$F_5$ 表示。

将计算得到的 11 个样本的 5 个主成分得分作为新自变量保存为 $Z_1$，$Z_2$，$Z_3$，$Z_4$，$Z_5$（表 3-18），进而采用新自变量对 IL-1β 药效指标进行回归分析（逐步回归法）：$Y = 0.066 + 0.003 X_{Z_4} - 0.001 X_{Z_1}$（$P < 0.05$）。

表 3-18　差异样品主成分得分

| 样 品 | $Z_1$ | $Z_2$ | $Z_3$ | $Z_4$ | $Z_5$ |
|---|---|---|---|---|---|
| $S_1$ | 6.9798 | -2.2236 | 1.2987 | 0.3956 | -1.8471 |
| $S_2$ | 4.4581 | 0.8662 | 0.2154 | -1.5922 | -0.8409 |
| $S_3$ | 1.8165 | -2.3846 | 1.5091 | -0.2744 | 1.0784 |
| $S_4$ | 2.6879 | 0.4334 | 0.1366 | -1.3997 | 1.1556 |
| $S_5$ | 0.2215 | -1.3656 | 2.2137 | 0.9699 | 0.7705 |
| $S_6$ | 1.7577 | -1.4308 | -5.0962 | 2.6983 | 0.0452 |
| $S_7$ | 1.6613 | 3.2017 | -2.1640 | -2.3625 | 0.6244 |
| $S_8$ | -1.4396 | 1.9862 | 1.3399 | 2.0530 | 1.6269 |
| $S_9$ | -6.9855 | -1.0608 | -0.9722 | -2.0689 | -0.5904 |
| $S_{10}$ | -8.1185 | -2.7137 | 0.2591 | -0.1717 | -0.4646 |
| $S_{11}$ | -3.0392 | 4.6915 | 1.2600 | 1.7525 | -1.5579 |

注：主成分得分用 5 个新自变量 $Z_1$，$Z_2$，$Z_3$，$Z_4$，$Z_5$ 表示。

将主成分表达式代入上述方程后得到原自变量的参数值如下：$Y = 0.066 + 3.51 \times 10^{-4} P_1 + 6.10 \times 10^{-4} P_2 + \cdots + 7.91 \times 10^{-4} P_{38}$，各自变量系数见表 3-19。

各自变量的系数大小可一定程度上反映其对 IL-1β 药效指标的相对重要性。

见表 3 - 19，$P_2$，$P_{12}$，$P_{23}$，$P_{27}$，$P_{28}$，$P_{36}$，$P_{37}$，$P_{38}$ 的自变量系数为正且绝对值相对较大，对药效贡献突出，主要是麦冬、玄参的成分和一些氨基酸；$P_{29}$，$P_{30}$，$P_{31}$ 的系数为负且绝对值相对较大，提示这些成分可能并不是量越大药效越好，它们归属于山银花。另外，其他自变量系数绝对值相对较小，说明对药效的影响也相对较小，其中 $P_1$，$P_6$，$P_9$，$P_{10}$，$P_{11}$，$P_{13}$，$P_{14}$，$P_{15}$，$P_{16}$，$P_{18}$，$P_{20}$，$P_{21}$，$P_{22}$ 的自变量系数为正，有一定药效贡献，主要是山银花的成分和一些氨基酸。

主成分分析结果与灰色关联分析结果基本一致，均表明玄参、麦冬、山银花和一些氨基酸对 IL - 1β 药效指标有药效贡献。

表 3 - 19　各化学成分变量与 IL - 1β 药效指标的主成分分析结果

| 峰序号 | $P_1$ | $P_2$ | $P_3$ | $P_4$ | $P_5$ | $P_6$ | $P_7$ | $P_8$ | $P_9$ | $P_{10}$ |
|---|---|---|---|---|---|---|---|---|---|---|
| 系数 ($10^{-4}$) | 3.5117 | 6.1018 | -3.3017 | -3.0637 | -4.9165 | 3.0573 | -0.8248 | -1.9481 | 1.3581 | 4.0401 |

| 峰序号 | $P_{11}$ | $P_{12}$ | $P_{13}$ | $P_{14}$ | $P_{15}$ | $P_{16}$ | $P_{17}$ | $P_{18}$ | $P_{19}$ | $P_{20}$ |
|---|---|---|---|---|---|---|---|---|---|---|
| 系数 ($10^{-4}$) | 2.5526 | 4.2948 | 4.2035 | 1.9093 | 3.0157 | 2.0510 | -3.3251 | 0.4534 | -0.1786 | 2.9482 |

| 峰序号 | $P_{21}$ | $P_{22}$ | $P_{23}$ | $P_{24}$ | $P_{25}$ | $P_{26}$ | $P_{27}$ | $P_{28}$ | $P_{29}$ | $P_{30}$ |
|---|---|---|---|---|---|---|---|---|---|---|
| 系数 ($10^{-4}$) | 1.0999 | 0.2769 | 7.7367 | -3.0696 | -4.9237 | -4.1693 | 7.5078 | 4.2932 | -8.2382 | -8.3945 |

| 峰序号 | $P_{31}$ | $P_{32}$ | $P_{33}$ | $P_{34}$ | $P_{35}$ | $P_{36}$ | $P_{37}$ | $P_{38}$ |
|---|---|---|---|---|---|---|---|---|
| 系数 ($10^{-4}$) | -8.6887 | -3.4090 | -6.6971 | -4.9750 | -7.0851 | 10.9153 | 8.9583 | 7.9061 |

（3）偏最小二乘法。以指纹图谱中各化学成分的相对峰面积为自变量，IL - 1β 药效指标的药效数据为因变量进行分析。根据偏最小二乘法，得到化学成分自变量关于药效因变量的回归系数（表 3 - 20），以反映自变量对药效因变量的贡献大小。以此回归系数建立方程：$Y = -0.0017P_1 + 0.0436P_2 + \cdots - 0.0358P_{38}$。

如表 3 - 20 所示，$P_{10}$，$P_{12}$，$P_{14}$，$P_{19}$，$P_{21}$，$P_{23}$，$P_{27}$，$P_{28}$，$P_{37}$ 的自变量系数为正且绝对值相对较大，对药效贡献突出，主要是山银花、麦冬、玄参的成分和氨基酸；$P_3$，$P_5$，$P_9$，$P_{26}$，$P_{29}$，$P_{30}$ 的系数为负且绝对值相对较大，提示这些成分可能并不是量越大药效越好，主要是山银花、天冬的成分和一些氨基酸；另外，其他自变量系数绝对值相对较小，说明对药效的影响也相对较小，其中 $P_2$，$P_8$，$P_{11}$，$P_{15}$，$P_{17}$，$P_{18}$，$P_{22}$，$P_{24}$，$P_{25}$，$P_{32}$，$P_{33}$，$P_{36}$ 的自变量系数为正，有一定药效贡献，主要是山银花、麦冬、天冬、甘草的成分和一些氨基酸。

偏最小二乘法的结果与主成分分析、灰色关联分析结果基本一致，均表明山银花、玄参、麦冬和一些氨基酸对 IL-1β 药效指标有药效贡献。

（4）结果。结合 3 种数理统计方法的计算结果，可知 $P_{12}$，$P_{23}$，$P_{27}$，$P_{28}$，$P_{37}$ 对 IL-1β 药效指标具有显著的药效贡献，归属于玄参和麦冬；$P_2$，$P_{10}$，$P_{11}$，$P_{14}$，$P_{15}$，$P_{18}$，$P_{21}$，$P_{22}$，$P_{36}$ 也有一定的药效贡献，主要是山银花、麦冬的成分和一些氨基酸；山银花药材中 $P_{29}$，$P_{30}$ 所对应的成分可能具有负作用。

表 3-20　各化学成分变量与 IL-1β 药效指标的偏最小二乘法结果

| 峰序号 | $P_1$ | $P_2$ | $P_3$ | $P_4$ | $P_5$ | $P_6$ | $P_7$ | $P_8$ | $P_9$ | $P_{10}$ |
|---|---|---|---|---|---|---|---|---|---|---|
| 系数 | -0.0017 | 0.0436 | -0.1093 | -0.0051 | -0.2142 | -0.0513 | -0.0382 | 0.0023 | -0.2766 | 0.0983 |
| 峰序号 | $P_{11}$ | $P_{12}$ | $P_{13}$ | $P_{14}$ | $P_{15}$ | $P_{16}$ | $P_{17}$ | $P_{18}$ | $P_{19}$ | $P_{20}$ |
| 系数 | 0.0267 | 0.1639 | -0.0159 | 0.0875 | 0.0149 | -0.0375 | 0.0277 | 0.0465 | 0.0748 | -0.0222 |
| 峰序号 | $P_{21}$ | $P_{22}$ | $P_{23}$ | $P_{24}$ | $P_{25}$ | $P_{26}$ | $P_{27}$ | $P_{28}$ | $P_{29}$ | $P_{30}$ |
| 系数 | 0.1160 | 0.0278 | 0.2713 | 0.0619 | 0.0299 | -0.1068 | 0.1686 | 0.0733 | -0.0940 | -0.1375 |
| 峰序号 | $P_{31}$ | $P_{32}$ | $P_{33}$ | $P_{34}$ | $P_{35}$ | $P_{36}$ | $P_{37}$ | $P_{38}$ | | |
| 系数 | -0.0676 | 0.0677 | 0.0102 | -0.0139 | -0.0396 | 0.0198 | 0.2540 | -0.0358 | | |

### 2. 化学成分差异与 TNF-α 含量的关联性分析

（1）灰色关联分析。由表 3-21 可知，各自变量所对应的化学成分与 TNF-α 药效指标之间的灰色关联度排序依次如下：$P_8 > P_{22} > P_{21} > P_{14} > P_{31} > P_{30} > P_{20} > P_{19} > P_{15} > P_9 > P_{13} > P_{29} > P_{18} > P_{10} > P_{16} > P_{11} > P_3 > P_{27} > P_{34} > P_4 > P_6 > P_{17} > P_2 > P_{32} > P_7 > P_1 > P_{23} > P_{36} > P_{38} > P_{24} > P_{33} > P_{12} > P_{35} > P_{37} > P_{28} > P_{25} > P_{26} > P_5$。

各成分的关联度均大于 0.6，表明各成分均对药效有一定贡献。其中，$P_8 > \cdots > P_{18}$ 关联度大于 0.8，对药效贡献最突出，主要是山银花、天冬、麦冬的成分及氨基酸，大部分归属于山银花；$P_{10} > \cdots > P_{33}$ 关联度大于 0.7，对药效贡献也比较大，主要是山银花、玄参、甘草、麦冬的成分及一些氨基酸；$P_{12} > \cdots > P_5$ 关联度小于 0.7，对药效贡献相对较小，主要是玄参、天冬、麦冬的成分及氨基酸。

由于灰色关联分析是以绝对值进行分析，无法体现化学成分与药效间的负相关关系，且自变量间有较严重的共线性，因此，为了全面且真实地反映各个化学成分的药效贡献，有必要结合以下两种方法进行综合分析。

表 3-21　各化学成分变量与 TNF-α 药效指标的灰色关联分析结果

| 峰序号 | $P_1$ | $P_2$ | $P_3$ | $P_4$ | $P_5$ | $P_6$ | $P_7$ | $P_8$ | $P_9$ | $P_{10}$ |
|---|---|---|---|---|---|---|---|---|---|---|
| 关联度 | 0.726 | 0.729 | 0.750 | 0.744 | 0.617 | 0.742 | 0.726 | 0.890 | 0.845 | 0.798 |
| 峰序号 | $P_{11}$ | $P_{12}$ | $P_{13}$ | $P_{14}$ | $P_{15}$ | $P_{16}$ | $P_{17}$ | $P_{18}$ | $P_{19}$ | $P_{20}$ |
| 关联度 | 0.781 | 0.693 | 0.843 | 0.865 | 0.851 | 0.792 | 0.736 | 0.811 | 0.855 | 0.858 |
| 峰序号 | $P_{21}$ | $P_{22}$ | $P_{23}$ | $P_{24}$ | $P_{25}$ | $P_{26}$ | $P_{27}$ | $P_{28}$ | $P_{29}$ | $P_{30}$ |
| 关联度 | 0.870 | 0.873 | 0.724 | 0.718 | 0.645 | 0.619 | 0.746 | 0.645 | 0.832 | 0.859 |
| 峰序号 | $P_{31}$ | $P_{32}$ | $P_{33}$ | $P_{34}$ | $P_{35}$ | $P_{36}$ | $P_{37}$ | $P_{38}$ | | |
| 关联度 | 0.861 | 0.727 | 0.711 | 0.745 | 0.673 | 0.722 | 0.647 | 0.718 | | |

（2）主成分分析。由于 TNF-α 药效指标无法对主成分 $F_1$，$F_2$，$F_3$，$F_4$，$F_5$ 建立合适的多元回归方程，故进行 Pearson 相关性分析。由表 3-22 可知，$P_8$，$P_{13}$，$P_{14}$，$P_{15}$，$P_{19}$，$P_{21}$ 的自变量系数为正且绝对值相对较大，对药效贡献突出，归属于山银花、天冬、麦冬，大部分归属于山银花；$P_{26}$，$P_{28}$ 的系数为负且绝对值相对较大，提示这些成分可能并不是量越大药效越好，归属于玄参和天冬；其他自变量系数绝对值相对较小，说明对药效的影响相对较小，其中，$P_4$，$P_7$，$P_{10}$，$P_{11}$，$P_{16}$，$P_{17}$，$P_{18}$，$P_{20}$，$P_{22}$，$P_{24}$，$P_{32}$，$P_{34}$ 的自变量系数为正，有一定药效贡献，主要是山银花、甘草的成分和一些氨基酸。

主成分分析结果与灰色关联分析结果基本一致，均表明山银花、甘草、天冬、麦冬和一些氨基酸对 TNF-α 药效指标有药效贡献。

表 3-22　各化学成分变量与 TNF-α 药效指标的相关性分析结果

| 峰序号 | $P_1$ | $P_2$ | $P_3$ | $P_4$ | $P_5$ | $P_6$ | $P_7$ | $P_8$ | $P_9$ | $P_{10}$ |
|---|---|---|---|---|---|---|---|---|---|---|
| 相关系数 | 0.3027 | 0.3420 | 0.3004 | 0.5218 | -0.1250 | 0.3767 | 0.5507 | 0.6540 | 0.3951 | 0.5720 |
| 峰序号 | $P_{11}$ | $P_{12}$ | $P_{13}$ | $P_{14}$ | $P_{15}$ | $P_{16}$ | $P_{17}$ | $P_{18}$ | $P_{19}$ | $P_{20}$ |
| 相关系数 | 0.4994 | -0.2534 | 0.6800 | 0.6830 | 0.6490 | 0.4336 | 0.5261 | 0.5799 | 0.6620 | 0.5904 |
| 峰序号 | $P_{21}$ | $P_{22}$ | $P_{23}$ | $P_{24}$ | $P_{25}$ | $P_{26}$ | $P_{27}$ | $P_{28}$ | $P_{29}$ | $P_{30}$ |
| 相关系数 | 0.7030 | 0.6200 | -0.2633 | 0.6200 | 0.1090 | -0.5130 | -0.2536 | -0.4335 | 0.1201 | -0.1148 |
| 峰序号 | $P_{31}$ | $P_{32}$ | $P_{33}$ | $P_{34}$ | $P_{35}$ | $P_{36}$ | $P_{37}$ | $P_{38}$ | | |
| 相关系数 | -0.1294 | 0.5461 | 0.3398 | 0.5306 | -0.0382 | -0.0554 | -0.2679 | -0.0024 | | |

（3）偏最小二乘法。以指纹图谱中各化学成分的相对峰面积为自变量，TNF-α 药效指标药效数据为因变量进行分析。根据偏最小二乘法，得到化学成分自变量关于药效因变量的回归系数（表3-23），以反映自变量对药效因变量的贡献大小。建立方程如下：$Y = 0.0103P_1 + 0.0151P_2 + \cdots + 0.0678P_{38}$。

如表3-23所示，$P_8$，$P_{13}$，$P_{14}$，$P_{15}$，$P_{19}$，$P_{21}$ 的自变量系数为正且绝对值相对较大，对药效贡献突出，主要是山银花、麦冬、天冬的成分；$P_{26}$，$P_{30}$，$P_{31}$ 的自变量系数为负且绝对值相对较大，提示这些成分可能并不是量越大药效越好，归属于山银花和天冬；其他自变量系数绝对值相对较小，说明对药效的影响相对较小，其中，$P_4$，$P_6$，$P_7$，$P_{10}$，$P_{11}$，$P_{17}$，$P_{18}$，$P_{20}$，$P_{22}$，$P_{24}$，$P_{32}$，$P_{34}$，$P_{36}$，$P_{38}$ 的自变量系数为正，有一定药效贡献，主要是山银花、甘草、麦冬的成分和一些氨基酸。

表3-23　各化学成分变量与TNF-α 药效指标的偏最小二乘法分析结果

| 峰序号 | $P_1$ | $P_2$ | $P_3$ | $P_4$ | $P_5$ | $P_6$ | $P_7$ | $P_8$ | $P_9$ | $P_{10}$ |
|---|---|---|---|---|---|---|---|---|---|---|
| 系数 | 0.0103 | 0.0151 | -0.0261 | 0.0297 | -0.0916 | 0.0279 | 0.0418 | 0.1045 | 0.0100 | 0.0665 |
| 峰序号 | $P_{11}$ | $P_{12}$ | $P_{13}$ | $P_{14}$ | $P_{15}$ | $P_{16}$ | $P_{17}$ | $P_{18}$ | $P_{19}$ | $P_{20}$ |
| 系数 | 0.0300 | -0.0392 | 0.0868 | 0.0890 | 0.0790 | 0.0026 | 0.0215 | 0.0377 | 0.0733 | 0.0539 |
| 峰序号 | $P_{21}$ | $P_{22}$ | $P_{23}$ | $P_{24}$ | $P_{25}$ | $P_{26}$ | $P_{27}$ | $P_{28}$ | $P_{29}$ | $P_{30}$ |
| 系数 | 0.0843 | 0.0554 | 0.0212 | 0.0588 | -0.0155 | -0.1408 | 0.0032 | 0.0100 | -0.0843 | -0.1237 |
| 峰序号 | $P_{31}$ | $P_{32}$ | $P_{33}$ | $P_{34}$ | $P_{35}$ | $P_{36}$ | $P_{37}$ | $P_{38}$ | | |
| 系数 | -0.1110 | 0.0334 | -0.0306 | 0.0301 | -0.0112 | 0.0598 | 0.0032 | 0.0678 | | |

偏最小二乘法的结果与主成分分析、灰色关联分析结果基本一致，均表明山银花、甘草、天冬、麦冬和一些氨基酸对 TNF-α 药效指标有药效贡献。

（4）结果。结合3种数理统计方法的计算结果，可知 $P_8$，$P_{13}$，$P_{14}$，$P_{15}$，$P_{19}$，$P_{21}$ 对 TNF-α 药效指标具有显著的药效贡献，归属于山银花、天冬和麦冬，其中大部分为山银花的成分；$P_4$，$P_7$，$P_{10}$，$P_{11}$，$P_{17}$，$P_{18}$，$P_{20}$，$P_{22}$，$P_{24}$，$P_{32}$，$P_{34}$ 也有一定的药效贡献，主要是山银花、甘草的成分和一些氨基酸；天冬药材中 $P_{26}$ 所对应的成分可能具有副作用。

### 3. 化学成分差异与 IL-8 含量的关联性分析

（1）灰色关联分析。由表3-24可知，各自变量所对应的化学成分与 IL-8 药效指标之间的灰色关联度排序依次如下：$P_{31} > P_{30} > P_9 > P_8 > P_{22} > P_{20} > P_{14} > P_{15} > P_{13} > P_{21} > P_{19} > P_{29} > P_{16} > P_{18} > P_{36} > P_{27} > P_{10} > P_{11} > P_{23} > P_4 > P_{12} > P_3 > P_{17} > P_{38} > P_{34} > P_{32} > P_{33} > P_2 > P_7 > P_6 > P_{37} > P_1 > P_{35} > P_{28} > P_{24} > P_{25} > P_{26} > P_5$。

各成分的关联度接近或大于0.6，表明各成分均对药效有一定贡献。其中，$P_{31} > \cdots > P_{21}$ 关联度大于0.8，对药效贡献最突出，主要是山银花、天冬、麦冬的成分及氨基酸，大部分归属于山银花；$P_{19} > \cdots > P_{12}$关联度大于0.7；对药效贡献也比较大，主要是山银花、玄参、麦冬的成分及一些氨基酸；$P_3 > \cdots > P_5$关联度小于0.7；对药效贡献相对较小，主要是玄参、天冬、麦冬、甘草的成分及一些氨基酸。

由于灰色关联分析是以绝对值进行分析，无法体现化学成分与药效间的负相关关系，且自变量间有较严重的共线性，因此，为了全面且真实地反映各个化学成分的药效贡献，有必要结合以下两种方法进行综合分析。

表3-24 各化学成分变量与IL-8药效指标的灰色关联分析结果

| 峰序号 | $P_1$ | $P_2$ | $P_3$ | $P_4$ | $P_5$ | $P_6$ | $P_7$ | $P_8$ | $P_9$ | $P_{10}$ |
|---|---|---|---|---|---|---|---|---|---|---|
| 关联度 | 0.649 | 0.669 | 0.692 | 0.713 | 0.596 | 0.663 | 0.664 | 0.835 | 0.845 | 0.733 |
| 峰序号 | $P_{11}$ | $P_{12}$ | $P_{13}$ | $P_{14}$ | $P_{15}$ | $P_{16}$ | $P_{17}$ | $P_{18}$ | $P_{19}$ | $P_{20}$ |
| 关联度 | 0.732 | 0.705 | 0.813 | 0.817 | 0.813 | 0.773 | 0.691 | 0.755 | 0.795 | 0.822 |
| 峰序号 | $P_{21}$ | $P_{22}$ | $P_{23}$ | $P_{24}$ | $P_{25}$ | $P_{26}$ | $P_{27}$ | $P_{28}$ | $P_{29}$ | $P_{30}$ |
| 关联度 | 0.802 | 0.823 | 0.726 | 0.634 | 0.613 | 0.604 | 0.734 | 0.638 | 0.781 | 0.848 |
| 峰序号 | $P_{31}$ | $P_{32}$ | $P_{33}$ | $P_{34}$ | $P_{35}$ | $P_{36}$ | $P_{37}$ | $P_{38}$ | | |
| 关联度 | 0.872 | 0.677 | 0.675 | 0.680 | 0.646 | 0.743 | 0.657 | 0.683 | | |

（2）主成分分析。由于IL-8药效指标无法对主成分$F_1$，$F_2$，$F_3$，$F_4$，$F_5$建立合适的多元回归方程，故进行Pearson相关性分析。由表3-25可知，各系数的绝对值均相对较小，提示各化学成分单独对IL-8药效指标的贡献均较小，它们之间可能存在复杂的协同起效作用。其中，$P_9$，$P_{13}$，$P_{14}$，$P_{15}$，$P_{19}$，$P_{18}$，$P_{20}$，$P_{22}$，$P_{34}$的自变量系数为正且绝对值相对较大，对药效贡献比较突出，主要是山银花、甘草的成分和氨基酸，大部分为山银花的成分；$P_{26}$，$P_{31}$，$P_{37}$的系数为负且绝对值相对较大，提示这些成分可能并不是量越大药效越好，归属于天冬、山银花和麦冬。

主成分分析结果与灰色关联分析结果基本一致，均表明山银花和一些氨基酸对IL-8药效指标有药效贡献。

表 3 - 25　各化学成分变量与 IL - 8 药效指标的相关性分析结果

| 峰序号 | $P_1$ | $P_2$ | $P_3$ | $P_4$ | $P_5$ | $P_6$ | $P_7$ | $P_8$ | $P_9$ | $P_{10}$ |
|---|---|---|---|---|---|---|---|---|---|---|
| 相关系数 | -0.2776 | -0.2563 | -0.2631 | -0.1841 | 0.0724 | -0.2178 | -0.1602 | -0.1152 | 0.1311 | -0.1702 |

| 峰序号 | $P_{11}$ | $P_{12}$ | $P_{13}$ | $P_{14}$ | $P_{15}$ | $P_{16}$ | $P_{17}$ | $P_{18}$ | $P_{19}$ | $P_{20}$ |
|---|---|---|---|---|---|---|---|---|---|---|
| 相关系数 | -0.1723 | -0.2244 | 0.2400 | 0.2372 | 0.2760 | -0.0496 | 0.0430 | 0.1035 | 0.1859 | 0.2329 |

| 峰序号 | $P_{21}$ | $P_{22}$ | $P_{23}$ | $P_{24}$ | $P_{25}$ | $P_{26}$ | $P_{27}$ | $P_{28}$ | $P_{29}$ | $P_{30}$ |
|---|---|---|---|---|---|---|---|---|---|---|
| 相关系数 | 0.0812 | 0.1696 | -0.2427 | 0.0378 | -0.1668 | -0.3448 | -0.0569 | -0.0173 | -0.2327 | -0.3167 |

| 峰序号 | $P_{31}$ | $P_{32}$ | $P_{33}$ | $P_{34}$ | $P_{35}$ | $P_{36}$ | $P_{37}$ | $P_{38}$ |
|---|---|---|---|---|---|---|---|---|
| 相关系数 | -0.4105 | 0.0060 | -0.0950 | 0.1111 | 0.0831 | 0.0824 | -0.4529 | 0.0824 |

（3）偏最小二乘法。以指纹图谱中各化学成分的相对峰面积为自变量，IL - 8 药效指标药效数据为因变量，根据偏最小二乘法，得到化学成分自变量关于药效因变量的回归系数（表3 - 26），以反映自变量对药效因变量的贡献大小。建立方程如下：$Y = -0.0022P_1 + 0.0086P_2 + \cdots + 0.1858P_{38}$。

见表 3 - 26 所示，$P_5$，$P_9$，$P_{13}$，$P_{15}$，$P_{16}$，$P_{18}$，$P_{20}$，$P_{38}$ 的自变量系数为正且绝对值相对较大，对药效贡献突出，主要是山银花、麦冬成分和氨基酸；$P_8$，$P_{26}$，$P_{37}$ 的系数为负且绝对值相对较大，提示这些成分可能并不是量越大药效越好，归属于天冬和麦冬；其他自变量系数绝对值相对较小，说明对药效的影响相对较小，其中，$P_2$，$P_6$，$P_{12}$，$P_{14}$，$P_{19}$，$P_{22}$，$P_{30}$，$P_{35}$ 的自变量系数为正，有一定药效贡献，主要是山银花、玄参、天冬的成分和一些氨基酸。

偏最小二乘法的结果与主成分分析、灰色关联分析结果基本一致，均表明山银花和一些氨基酸对 IL - 8 药效指标有药效贡献。

表 3 - 26　各化学成分变量与 IL - 8 药效指标的偏最小二乘法分析结果

| 峰序号 | $P_1$ | $P_2$ | $P_3$ | $P_4$ | $P_5$ | $P_6$ | $P_7$ | $P_8$ | $P_9$ | $P_{10}$ |
|---|---|---|---|---|---|---|---|---|---|---|
| 系数 | -0.0022 | 0.0086 | -0.1346 | -0.1649 | 0.4855 | 0.0694 | -0.1578 | -0.4151 | 0.2430 | -0.1803 |

| 峰序号 | $P_{11}$ | $P_{12}$ | $P_{13}$ | $P_{14}$ | $P_{15}$ | $P_{16}$ | $P_{17}$ | $P_{18}$ | $P_{19}$ | $P_{20}$ |
|---|---|---|---|---|---|---|---|---|---|---|
| 系数 | -0.0719 | 0.0392 | 0.1612 | 0.0327 | 0.1582 | 0.1360 | -0.0839 | 0.1058 | 0.0047 | 0.2196 |

| 峰序号 | $P_{21}$ | $P_{22}$ | $P_{23}$ | $P_{24}$ | $P_{25}$ | $P_{26}$ | $P_{27}$ | $P_{28}$ | $P_{29}$ |
|---|---|---|---|---|---|---|---|---|---|
| 系数 | -0.1505 | 0.0374 | -0.3079 | -0.1856 | -0.2212 | -0.3558 | -0.0126 | -0.1024 | -0.0436 |

| 峰序号 | $P_{30}$ | $P_{31}$ | $P_{32}$ | $P_{33}$ | $P_{34}$ | $P_{35}$ | $P_{36}$ | $P_{37}$ | $P_{38}$ |
|---|---|---|---|---|---|---|---|---|---|
| 系数 | 0.0565 | -0.1767 | -0.1605 | -0.1423 | -0.0353 | 0.0656 | -0.0312 | -0.6238 | 0.1858 |

（4）结果。结合 3 种数理统计方法的计算结果，可知 $P_9$，$P_{13}$，$P_{15}$，$P_{18}$，$P_{20}$ 对 IL-8 药效指标具有比较显著的药效贡献，大部分为山银花的成分。

### 4. 化学成分差异与 IL-6 含量的关联性分析

（1）灰色关联分析。由表 3-27 可知，各自变量所对应的化学成分与 IL-6 药效指标之间的灰色关联度排序依次如下：$P_{31} > P_8 > P_{30} > P_9 > P_{20} > P_{22} > P_{13} > P_{14} > P_{15} > P_{21} > P_{10} > P_{16} > P_{11} > P_{29} > P_{19} > P_{23} > P_{27} > P_{12} > P_{18} > P_1 > P_3 > P_2 > P_6 > P_{36} > P_{28} > P_4 > P_{37} > P_{38} > P_{34} > P_{33} > P_7 > P_{35} > P_{32} > P_{17} > P_{24} > P_{26} > P_{25} > P_5$。

各成分的关联度均大于 0.6，表明各成分均对药效有一定贡献。其中，$P_{31} > \cdots > P_{21}$ 关联度大于 0.8，对药效贡献最突出，主要是山银花、天冬、麦冬的成分及氨基酸，大部分归属于山银花；$P_{10} > \cdots > P_4$ 关联度大于 0.7，对药效贡献也比较大，主要是山银花、玄参、麦冬的成分及一些氨基酸；$P_{37} > \cdots > P_5$ 关联度小于 0.7，对药效贡献相对较小，主要甘草、天冬、麦冬的成分及一些氨基酸。

由于灰色关联分析是以绝对值进行分析，无法体现化学成分与药效间的负相关关系，且自变量间有较严重的共线性，因此，为了全面且真实地反映各个化学成分的药效贡献，有必要结合以下两种方法进行综合分析。

表 3-27　各化学成分变量与 IL-6 药效指标的灰色关联分析结果

| 峰序号 | $P_1$ | $P_2$ | $P_3$ | $P_4$ | $P_5$ | $P_6$ | $P_7$ | $P_8$ | $P_9$ | $P_{10}$ |
|---|---|---|---|---|---|---|---|---|---|---|
| 关联度 | 0.734 | 0.733 | 0.733 | 0.701 | 0.626 | 0.729 | 0.667 | 0.860 | 0.830 | 0.785 |
| 峰序号 | $P_{11}$ | $P_{12}$ | $P_{13}$ | $P_{14}$ | $P_{15}$ | $P_{16}$ | $P_{17}$ | $P_{18}$ | $P_{19}$ | $P_{20}$ |
| 关联度 | 0.782 | 0.751 | 0.804 | 0.802 | 0.802 | 0.782 | 0.659 | 0.735 | 0.774 | 0.817 |
| 峰序号 | $P_{21}$ | $P_{22}$ | $P_{23}$ | $P_{24}$ | $P_{25}$ | $P_{26}$ | $P_{27}$ | $P_{28}$ | $P_{29}$ | $P_{30}$ |
| 关联度 | 0.800 | 0.813 | 0.773 | 0.655 | 0.638 | 0.642 | 0.768 | 0.706 | 0.779 | 0.845 |
| 峰序号 | $P_{31}$ | $P_{32}$ | $P_{33}$ | $P_{34}$ | $P_{35}$ | $P_{36}$ | $P_{37}$ | $P_{38}$ | | |
| 关联度 | 0.874 | 0.660 | 0.670 | 0.672 | 0.663 | 0.720 | 0.683 | 0.680 | | |

（2）主成分分析。采用主成分 $Z_1$，$Z_2$，$Z_3$，$Z_4$，$Z_5$ 作为新自变量对 IL-6 药效指标进行回归分析（逐步回归法），得到下面回归方程：$Y = 0.401 + 0.013 X_{Z_4} + 0.008 X_{Z_2}$（$P < 0.05$）。

将主成分表达式代入上述方程后可得原自变量的参数值如下：$Y = 0.401 + 3.84 \times 10^{-3} P_1 + 4.15 \times 10^{-3} P_2 + \cdots + 1.78 \times 10^{-3} P_{38}$，各自变量系数见表 3-28。

各自变量的系数大小可一定程度上反映其对 IL-6 药效指标的相对重要性。见表 3-28，$P_1$，$P_2$，$P_6$，$P_{10}$，$P_{12}$，$P_{23}$，$P_{27}$，$P_{37}$ 的自变量系数为正且绝对值相对较大，对药效贡献突出，主要是麦冬、玄参的成分和一些氨基酸；山银花中 $P_{31}$ 的系数为负且绝对值相对较大，提示该成分可能并不是量越大药效越好；其他自变量系数绝对值相对较小，说明对药效的影响相对较小，其中，$P_5$，$P_8$，$P_{11}$，$P_{13}$，$P_{14}$，$P_{15}$，$P_{16}$，$P_{18}$，$P_{20}$，$P_{21}$，$P_{28}$，$P_{36}$，$P_{38}$ 的自变量系数为正，有一定药效贡献，主要是山银花、麦冬、天冬、玄参的成分和一些氨基酸。

主成分分析结果与灰色关联分析结果基本一致，均表明山银花、玄参、麦冬、天冬和一些氨基酸对 IL-6 药效指标有药效贡献。

表 3-28　各化学成分变量与 IL-6 药效指标的主成分分析结果

| 峰序号 | $P_1$ | $P_2$ | $P_3$ | $P_4$ | $P_5$ | $P_6$ | $P_7$ | $P_8$ | $P_9$ | $P_{10}$ |
|---|---|---|---|---|---|---|---|---|---|---|
| 系数 $(10^{-3})$ | 3.8429 | 4.1540 | 0.0453 | -0.3842 | 0.8920 | 3.0595 | 0.1259 | 0.7271 | 0.6114 | 3.9972 |

| 峰序号 | $P_{11}$ | $P_{12}$ | $P_{13}$ | $P_{14}$ | $P_{15}$ | $P_{16}$ | $P_{17}$ | $P_{18}$ | $P_{19}$ | $P_{20}$ |
|---|---|---|---|---|---|---|---|---|---|---|
| 系数 $(10^{-3})$ | 2.9989 | 4.5819 | 2.6867 | 1.1701 | 1.9877 | 2.8847 | -1.4455 | 1.1066 | 0.2683 | 2.2854 |

| 峰序号 | $P_{21}$ | $P_{22}$ | $P_{23}$ | $P_{24}$ | $P_{25}$ | $P_{26}$ | $P_{27}$ | $P_{28}$ | $P_{29}$ | $P_{30}$ |
|---|---|---|---|---|---|---|---|---|---|---|
| 系数 $(10^{-3})$ | 0.9559 | 0.6844 | 4.6208 | -1.7414 | 0.7066 | 0.4966 | 4.7587 | 1.6934 | -2.8661 | -2.0661 |

| 峰序号 | $P_{31}$ | $P_{32}$ | $P_{33}$ | $P_{34}$ | $P_{35}$ | $P_{36}$ | $P_{37}$ | $P_{38}$ |
|---|---|---|---|---|---|---|---|---|
| 系数 $(10^{-3})$ | -3.0223 | -1.6978 | -2.7815 | -2.5542 | -0.9495 | 2.5285 | 3.5949 | 1.7792 |

（3）偏最小二乘法。以指纹图谱中各化学成分的相对峰面积为自变量，IL-6 药效指标药效数据为因变量，根据偏最小二乘法，得到化学成分自变量关于药效因变量的回归系数（表 3-29），以反映自变量对药效因变量的贡献大小。建立方程如下：$Y = 0.1340P_1 + 0.0570P_2 + \cdots + 0.0023P_{38}$。

如表 3-29 所示，$P_1$，$P_3$，$P_6$，$P_8$，$P_9$，$P_{10}$，$P_{23}$，$P_{25}$，$P_{26}$，$P_{28}$，$P_{37}$ 的自变量系数为正且绝对值相对较大，对药效贡献突出，主要是麦冬、天冬、玄参的成分和一些氨基酸；$P_{29}$，$P_{30}$，$P_{31}$ 的系数为负且绝对值相对较大，提示这些成分可能并不是量越大药效越好，归属于山银花；其他自变量系数绝对值相对较小，说明对药效的影响相对较小，其中，$P_2$，$P_4$，$P_7$，$P_{11}$，$P_{12}$，$P_{13}$，$P_{16}$，$P_{21}$，$P_{24}$，$P_{35}$，$P_{36}$，$P_{38}$ 的自变量系数为正，有一定药效贡献，归属于五味药材。

偏最小二乘法的结果与主成分分析、灰色关联分析结果基本一致，均表明山银花、麦冬、天冬、玄参和一些氨基酸对 IL-6 药效指标有药效贡献。

表 3-29　各化学成分变量与 IL-6 药效指标的偏最小二乘法分析结果

| 峰序号 | $P_1$ | $P_2$ | $P_3$ | $P_4$ | $P_5$ | $P_6$ | $P_7$ | $P_8$ | $P_9$ | $P_{10}$ |
|---|---|---|---|---|---|---|---|---|---|---|
| 系数 | 0.1340 | 0.0570 | 0.1540 | 0.0591 | -0.1166 | 0.0982 | 0.0930 | 0.2870 | 0.1125 | 0.1380 |
| 峰序号 | $P_{11}$ | $P_{12}$ | $P_{13}$ | $P_{14}$ | $P_{15}$ | $P_{16}$ | $P_{17}$ | $P_{18}$ | $P_{19}$ | $P_{20}$ |
| 系数 | 0.0977 | 0.0662 | 0.0052 | -0.0091 | -0.0329 | 0.0097 | -0.0355 | -0.0584 | -0.0174 | -0.0531 |
| 峰序号 | $P_{21}$ | $P_{22}$ | $P_{23}$ | $P_{24}$ | $P_{25}$ | $P_{26}$ | $P_{27}$ | $P_{28}$ | $P_{29}$ | $P_{30}$ |
| 系数 | 0.0510 | -0.0113 | 0.0985 | 0.0103 | 0.1509 | 0.1336 | -0.0223 | 0.0989 | -0.1358 | -0.1841 |
| 峰序号 | $P_{31}$ | $P_{32}$ | $P_{33}$ | $P_{34}$ | $P_{35}$ | $P_{36}$ | $P_{37}$ | $P_{38}$ | | |
| 系数 | -0.1510 | -0.0728 | -0.1243 | -0.0380 | 0.0161 | 0.0811 | 0.3778 | 0.0023 | | |

（4）结果。结合 3 种数理统计方法的计算结果，可知 $P_1$，$P_6$，$P_{10}$，$P_{23}$，$P_{37}$ 对 IL-6 药效指标具有显著的药效贡献，主要是玄参、麦冬的成分和一些氨基酸；$P_2$，$P_8$，$P_{11}$，$P_{12}$，$P_{13}$，$P_{16}$，$P_{21}$，$P_{28}$，$P_{36}$，$P_{38}$ 也有一定的药效贡献，主要是山银花、天冬、麦冬、玄参的成分和一些氨基酸；$P_{31}$ 所对应的成分可能具有副作用，归属于山银花。

结合灰色关联分析、主成分分析、偏最小二乘法等方法进行综合分析，共找出了口炎清颗粒中 29 个抗炎活性成分，其中包括 17 个核心活性成分（表 3-30），它们主要为山银花的有机酸类（$P_{13}$，$P_{14}$，$P_{15}$，$P_{16}$，$P_{20}$，$P_{21}$，$P_{22}$）和黄酮类（$P_{18}$，$P_{19}$），玄参的环烯醚萜（$P_{12}$，$P_{27}$）、苯丙素苷（$P_{23}$）和有机酸类（$P_{28}$），麦冬的高异黄酮（$P_{36}$）和甾体皂苷类（$P_{37}$，$P_{38}$），天冬、麦冬的有机酸类（$P_8$），甘草的黄酮类（$P_{17}$，$P_{24}$，$P_{34}$）和皂苷类（$P_{32}$）以及共有的一些氨基酸（$P_1$，$P_2$，$P_4$，$P_6$，$P_7$，$P_9$，$P_{10}$，$P_{11}$）。其中，山银花的有机酸类成分对 TNF-α、IL-8、IL-6 和 IL-1β 均有药效贡献，黄酮类成分主要对 TNF-α、IL-1β 和 IL-8 有药效贡献。玄参的环烯醚萜、苯丙素苷和有机酸类成分主要对 IL-1β 和 IL-6 有药效贡献。麦冬的高异黄酮和甾体皂苷类成分主要对 IL-1β 和 IL-6 有药效贡献。天冬、麦冬的有机酸类成分主要对 TNF-α 和 IL-6 有药效贡献。甘草的黄酮类和皂苷类成分主要对 TNF-α 有药效贡献。一些共有的氨基酸对不同的药效指标均有药效贡献，如 $P_{10}$ 和 $P_{11}$ 对 TNF-α、IL-1β 和 IL-6 有药效贡献；$P_2$ 对 IL-1β 和 IL-6 有药效贡献；$P_1$ 和 $P_6$ 对 IL-6 有药效贡献；$P_9$ 对 IL-8 有药效贡献；$P_4$ 和 $P_7$ 对 TNF-α 有药效贡献。上述 29 个活性成分组成了口炎清颗粒发挥抗炎疗效的药效物质基础。

大量研究证实，上述化学成分具有较强的抗炎活性。例如，山银花的有机酸类中，绿原酸（$P_{14}$）、3，4-二咖啡酰奎尼酸（$P_{20}$）、3，5-二咖啡酰奎尼酸（$P_{21}$）和 4，5-咖啡酰奎宁酸（$P_{22}$）可显著抑制前列腺素 E2 和 IL-6 的生成[16]；绿原酸（$P_{14}$）、新绿原酸（$P_{13}$）可抑制 $H_2O_2^-$ 和 TNF-α 诱导的 Caco-2 细胞中 IL-8 的分泌[17-18]。山银花的黄酮类中，异槲皮苷（$P_{18}$）能抑制炎性介质如 TNF-α、RANTES、MIP-2 和 PGE2 的释放[19]；木犀草苷（$P_{19}$）可减少 LPS 诱导的巨噬细胞 TNF-α 的释放[20]。玄参的环烯醚萜、苯丙素苷和有机酸类成分中，哈巴俄苷（$P_{27}$）抑制 RAW 264.7 产生 IL-1β[21]；哈巴苷（$P_{12}$）在角叉菜胶诱发的大鼠炎症模型中显示出良好的抗炎活性[22]；安格洛苷 C（$P_{23}$）具有抗炎作用，可影响 LPS 刺激的巨噬细胞中 NO 的活性[23]；肉桂酸（$P_{28}$）可减少 LPS 刺激的巨噬细胞 IL-6 的产生[24]。麦冬的高异黄酮和甾体皂苷类成分中，鲁斯可皂苷元（$P_{37}$）可以显著抑制 LPS 诱导的肺部炎症[25]；甲基麦冬二氢高异黄酮 A（$P_{36}$）可抑制组织中 NO 的产生[26]；麦冬皂苷 D（$P_{38}$）可减少 $H_2O_2$ 诱导的 IL-6 的 mRNA 表达[27]。天冬、麦冬的有机酸类成分白屈菜酸（$P_8$）可以减少葡聚糖硫酸钠诱导的 IL-6 和 TNF-α 的生成[28]。甘草的黄酮类和皂苷类成分中，异甘草苷（$P_{24}$）抑制 RAW 264.7 中 LPS 诱导的 NO 和 PGE2 的产生[29-30]；甘草次酸（$P_{32}$）对大鼠甲醛性足肿胀、棉球肉芽肿等有一定抑制作用[31]。此外，一些氨基酸如精氨酸（$P_2$）、γ-氨基丁酸（$P_6$）、酪氨酸（$P_{10}$）、苯丙氨酸（$P_{11}$）等也有一定抗炎作用[32-34]。

研究表明，上述活性成分不仅能够发挥抗炎药效，还具有抗溃疡、促进伤口愈合、调节机体免疫功能、抗氧化等药理作用。例如，甘草黄酮类和甘草次酸等具有抗溃疡作用[35-37]；γ-氨基丁酸、L-精氨酸、脯氨酸、赖氨酸等有利于伤口愈合[38-40]；麦冬的皂苷类和高异黄酮类，玄参的环烯醚萜类，山银花的有机酸类和黄酮类，以及一些氨基酸类成分，能够增强机体免疫能力且具有较好的抗氧化的活性[39,41-45]。

本研究还发现，皂苷类成分灰毡毛忍冬次皂苷甲和灰毡毛忍冬皂苷乙对药效指标 IL-1β，川续断皂苷乙对药效指标 IL-6，以菝葜皂苷元为苷元的皂苷 2 和鲁斯可皂苷元对药效指标 IL-8，以菝葜皂苷元为苷元的皂苷 2 对药效指标 TNF-α，具有负调控作用，可能由于这些皂苷类成分主要针对其他抗炎靶点发挥作用[41,44,46]。整体而言，中药复方中各化学成分之间的药效作用非常复杂，单纯计算所得的负相关成分在中药复方中的作用机制目前还不甚明了，有待深入研究。

综上所述，本研究通过谱效结合分析，明确了复方中药口炎清颗粒中发挥抗炎疗效的药效物质基础，为其治疗口腔炎症疾病提供了科学依据。

表 3 – 30  口炎清颗粒抗炎活性成分

| 峰 序 号 | 成 分 | 药 材 归 属 |
|---|---|---|
| $P_1$ * | 赖氨酸 | 共有 |
| $P_2$ | 精氨酸 | 共有 |
| $P_4$ | 天冬氨酸 | 共有 |
| $P_6$ * | γ - 氨基丁酸 | 共有 |
| $P_7$ | 脯氨酸 | 共有 |
| $P_8$ * | 白屈菜酸 | 天冬、麦冬 |
| $P_9$ * | 焦谷氨酸 | 共有 |
| $P_{10}$ * | 酪氨酸 | 共有 |
| $P_{11}$ | 苯丙氨酸 | 共有 |
| $P_{12}$ * | 哈巴苷 | 玄参 |
| $P_{13}$ * | 新绿原酸 | 山银花 |
| $P_{14}$ * | 绿原酸 | 山银花 |
| $P_{15}$ * | 隐绿原酸 | 山银花 |
| $P_{16}$ | 咖啡酸 | 山银花 |
| $P_{17}$ | 甘草苷 | 甘草 |
| $P_{18}$ * | 异槲皮苷 | 山银花 |
| $P_{19}$ * | 木犀草苷 | 山银花 |
| $P_{20}$ * | 3，4 - 二咖啡酰奎尼酸 | 山银花 |
| $P_{21}$ * | 3，5 - 二咖啡酰奎尼酸 | 山银花 |
| $P_{22}$ | 4，5 - 二咖啡酰奎尼酸 | 山银花 |
| $P_{23}$ * | 安格洛苷 C | 玄参 |
| $P_{24}$ | 异甘草苷 | 甘草 |
| $P_{27}$ * | 哈巴俄苷 | 玄参 |
| $P_{28}$ * | 肉桂酸 | 玄参 |
| $P_{32}$ | 甘草次酸 | 甘草 |
| $P_{34}$ | 甘草宁 B | 甘草 |
| $P_{36}$ | 甲基麦冬二氢高异黄酮 A | 麦冬 |
| $P_{37}$ * | 鲁斯可皂苷元 | 麦冬 |
| $P_{38}$ | 麦冬皂苷 D | 麦冬 |

注：＊代表核心活性成分。

# 第四节　本　章　小　结

## 1. 组方配伍规律

本研究基于口炎清颗粒原料药材与药效相关联，科学解读其组方中各味药材的作用及地位，阐明了其组方配伍规律：山银花为发挥抗炎药效的主要贡献者，与 TNF – α、IL – 8、IL – 6 和 IL – 1β 4 个药效指标间的关联度远远大于其余四味药材；玄参、天冬、麦冬三味药材与 IL – 6 和 IL – 1β 指标关联密切，与调节多种炎症细胞的增殖、分化及迁移，以及促进白细胞迁移和黏附分子表达、引起炎症介质的释放相关；甘草与 TNF – α 指标关联密切，与诱导 IL – 1、IL – 6 等细胞因子及炎性介质的产生、促进炎细胞向病变组织移行相关；玄参、天冬、麦冬、甘草四味药材相互补充，起到增强山银花抗炎药效的作用。

## 2. 药效物质基础

本研究基于口炎清颗粒化学成分与药效相关联，明确了口炎清颗粒中 29 个发挥抗炎药效的活性成分，包括山银花的有机酸类（绿原酸、新绿原酸、隐绿原酸、咖啡酸、3，4 – 二咖啡酰奎尼酸、3，5 – 二咖啡酰奎尼酸、4，5 – 二咖啡酰奎尼酸）和黄酮类（木犀草苷、异槲皮苷），玄参的环烯醚萜（哈巴苷、哈巴俄苷）、苯丙素苷（安格洛苷 C）和有机酸（肉桂酸），麦冬的高异黄酮（甲基麦冬二氢高异黄酮 A）和甾体皂苷类（鲁斯可皂苷元、麦冬皂苷 D），天冬、麦冬的有机酸类（白屈菜酸），甘草的黄酮类（甘草苷、异甘草苷、甘草宁 B）和皂苷类（甘草次酸），以及共有的氨基酸（赖氨酸、精氨酸、天冬氨酸、γ – 氨基丁酸、脯氨酸、焦谷氨酸、酪氨酸和苯丙氨酸）。上述活性成分对口炎清颗粒治疗口腔炎症疾病具有至关重要的作用。

## 3. 基于活性成分群的药效指纹图谱

口炎清颗粒的现行质量标准（中国药典）中，仅以 TLC 法鉴别甘草、山银花两味药材，以 HPLC 法测定绿原酸的含量，建议在质量控制过程中，根据本研究建立的基于活性成分群的药效指纹图谱（图 3 – 7），对口炎清颗粒中的活性成分进行全面监控（定性或定量检测），以确保产品的安全性、有效性和质量均一性。

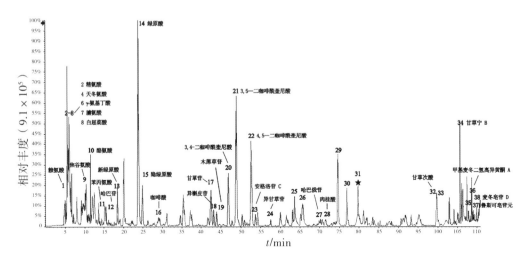

图 3 - 7 口炎清颗粒的药效指纹图谱

注：图中★为内标补骨脂素。

## 参考文献

［1］ 方开泰. 均匀设计与均匀设计表［M］. 北京：科学出版社，1994：49 - 56.

［2］ LIANG Y，FANG K，XU Q. Uniform design and its applications in chemistry and chemical engineering［J］. Chemo - metrics and intelligent laboratory systems，2001：58（1）：43 - 57.

［3］ 刘思峰，蔡华，杨英杰，等. 灰色关联分析模型研究进展［J］. 系统工程理论实践，2013，33（8）：2041 - 2046.

［4］ 张文霖. 主成分分析在 SPSS 中的操作应用［J］. 市场研究，2006（12）：31 - 34.

［5］ 吴亚非，李科. 基于 SPSS 的主成分分析法在评价体系中的应用［J］. 当代经济，2009（3）：166 - 168.

［6］ 秦浩，林志娟，陈景武. 偏最小二乘回归原理、分析步骤及程序［J］. 数理医药学杂志，2007，20（4）：450 - 451.

［7］ PANG G，COUCH L，BATEY R，et al. GM - CSF，IL - 1α，IL - β，IL - 6，IL - 8，IL - 10，ICAM - 1 and VCAM - 1 gene expression and cytokine production in human duodenal fibroblasts stimulated with lipopolysaccharide，IL - 1α and TNF - α［J］. Clinical & experimental immunology，1994，96（3）：437 - 443.

［8］ BRUIN K F，HOMMES D W，JANSEN J，et al. Modulation of cytokine release from human monocytes by drugs used in the therapy of inflammatory bowel diseases［J］. European journal of gastroenterology & hepatology，1995，7（8）：791 - 795.

［9］ KIMBERLIN D W，WILLIS S A，MCCRACKEN Jr G H，et al. Protein synthesis - dependent induction of interleukin - 1β by lipopoly - saccharide is inhibited by dexamethasone via mRNA destabilization in human astroglial cells［J］. Journal of clinical immunology, 1995, 15（4）: 199 – 204.

［10］汤毅珊, 王宁生, 张银卿. 雄黄及含雄黄复方对炎症介质 IL – 1β, IL – 6, TNF – α 和 NO 的影响［J］. 中药药理与临床, 2007, 23（5）: 107 – 110.

［11］杨士友, 裴月梅, 梁启勇, 等. 去雄黄牛黄解毒片抗炎镇痛作用的实验研究［J］. 中药药理与临床, 2002, 16（5）: 9 – 11.

［12］阮萍. 口腔扁平苔藓与细胞因子的关系研究进展［J］. 临床口腔医学杂志, 2003, 4: 250 – 252.

［13］杨鑫. 白屈菜红碱对脂多糖体外诱导人颊黏膜成纤维细胞分泌 $PGE_2$、IL – 6 的抑制作用［D］. 重庆: 重庆医科大学, 2010.

［14］张燕, 刘文娟, 王弘轶, 等. 复发性口腔溃疡免疫病因学相关研究［J］. 现代免疫学, 2012, 5: 434 – 437.

［15］张绍芳. IL – 1β 在口腔扁平苔藓组织中表达的研究［D］. 长沙: 中南大学, 2012.

［16］LI Y, WANG P, XIAO W, et al. Screening and analyzing the potential bioactive components from reduning injection, using macrophage cell extraction and ultra – high performance liquid chromatography coupled with mass spectrometry［J］. The American journal of Chinese medicine, 2013, 41（1）: 221 – 229.

［17］ZHAO Z, SHIN H S, SATSU H, et al. 5 – caffeoylquinic acid and caffeic acid down – regulate the oxidative stress – and TNF – α – induced secretion of interleukin – 8 from Caco – 2 cells［J］. Journal of agricultural and food chemistry, 2008, 56（10）: 3863 – 3868.

［18］SHIN H S, SATSU H, BAE M J, et al. Anti – inflammatory effect of chlorogenic acid on the IL – 8 production in Caco – 2 cells and the dextran sulphate sodium – induced colitis symptoms in C57BL/6 mice［J］. Food chemistry, 2015, 168: 167 – 175.

［19］MORIKAWA K, NONAKA M, NARAHARA M, et al. Inhibitory effect of quercetin on carrageenan – induced inflammation in rats［J］. Life sciences, 2003, 74（6）: 709 – 721.

［20］XAGORARI A, PAPAPETROPOULOS A, MAUROMATIS A, et al. Luteolin inhibits an endotoxin – stimulated phosphorylation cascade and proinflammatory cytokine production in macrophages［J］. Journal of pharmacology and experimental therapeutics, 2001, 296（1）: 181 – 187.

［21］INABA K, MURATA K, NARUTO S, et al. Inhibitory effects of devil's claw (secondary root of harpagophytum procumbens) extract and harpagoside on cytokine production in mouse macrophages［J］. Journal of natural medicines, 2010, 64

(2): 219 – 222.

[22] HÁZNAGY RADNAI E, BALOGHÁ, CZIGLE S, et al. Antiinflammatory activities of hungarian stachys species and their iridoids [J]. Phytotherapy research, 2012, 26 (4): 505 – 509.

[23] DÍAZ A M, ABAD M J, FERNÁNDEZ L, et al. Phenylpropanoid glycosides from scrophularia scorodonia: in vitro anti – inflammatory activity [J]. Life sciences, 2004, 74 (20): 2515 – 2526.

[24] BACHIEGA T F, ORSATTI C L, PAGLIARONE A C, et al. The effects of propolis and its isolated compounds on cytokine production by murine macrophages [J]. Phytotherapy research, 2012, 26 (9): 1308 – 1313.

[25] SUN Q, CHEN L, GAO M, et al. Ruscogenin inhibits lipopolysaccharide – induced acute lung injury in mice: Involvement of tissue factor, inducible NO synthase and nuclear factor (NF) – $\kappa$B [J]. International immunopharmacology, 2012, 12 (1): 88 – 93.

[26] LI N, ZHANG J Y, ZENG K W, et al. Anti – inflammatory homoisoflavonoids from the tuberous roots of ophiopogon japonicus [J]. Fitoterapia, 2012, 83 (6): 1042 – 1045.

[27] QIAN J, JIANG F, WANG B, et al. Ophiopogonin D prevents $H_2O_2$ – induced injury in primary human umbilical vein endothelial cells [J]. Journal of ethnopharmacology, 2010, 128 (2): 438 – 445.

[28] KIM D S, KIM S J, KIM M C, et al. The therapeutic effect of chelidonic acid on ulcerative colitis [J]. Biological and pharmaceutical bulletin, 2012, 35 (5): 666 – 671.

[29] 高雪岩, 王文全, 魏胜利, 等. 甘草及其活性成分的药理活性研究进展 [J]. 中国中药杂志, 2009, 34 (21): 2695 – 2700.

[30] KIM J Y, PARK S J, YUN K J, et al. Isoliquiritigenin isolated from the roots of glycyrrhiza uralensis inhibits LPS – induced iNOS and COX – 2 expression via the attenuation of NF – $\kappa$B in RAW 264. 7 macrophages [J]. European journal of pharmacology, 2008, 584 (1): 175 – 184.

[31] 慕桂娟. 甘草化学成分的研究进展 [J]. 包头医学, 2005, 29 (2): 25 – 27.

[32] HNIA K, GAYRAUD J, HUGON G, et al. L – arginine decreases inflammation and modulates the nuclear factor – $\kappa$B/matrix metalloproteinase cascade in mdx muscle fibers [J]. The American journal of pathology, 2008, 172 (6): 1509 – 1519.

[33] ROACH Jr J D, AGUINAIDO G T, JONNALAGADDA K, et al. $\gamma$ – aminobutyric acid inhibits synergistic interleukin – 6 release sbut not transcriptional activation in

astrocytoma cells [J]. Neuroimmunomodulation, 2008, 15 (2): 117.

[34] MEYERS B E, MOONKA D K, DAVIS R H. The effect of selected amino acids on gelatin - induced inflammation in adult male mice [J]. Inflammation, 1979, 3 (3): 225 - 233.

[35] 张利. 甘草的药理作用及现代研究进展 [J]. 中医临床研究, 2014, 6 (10): 147 - 148.

[36] 谢世荣, 赵洁, 刘琳, 等. 甘草次酸的研究与展望 [J]. 大连大学学报, 2005, 26 (4): 85 - 88.

[37] 董黎强, 王维佳. 外用中药促创面愈合的作用机理研究进展 [J]. 浙江临床医学, 2001, 3 (12): 921 - 922.

[38] HAN D, KIM H Y, LEE H J, et al. Wound healing activity of gamma - aminobutyric acid (GABA) in rats [J]. Journal of microbiology and biotechnology, 2007, 17 (10): 1661 - 1669.

[39] 王艳, 杨巧云, 陈慧敏, 等. 精氨酸对老年大鼠受压组织的炎症反应及氧化损伤的干预作用 [J]. 华南国防医学杂志, 2014, 28 (9): 5.

[40] 刘巧林, 许宝红, 肖调义, 等. 三角帆蚌精氨酸酶基因的 cDNA 克隆与组织表达分析 [J]. 水生生物学报, 2011, 35 (4): 596 - 603.

[41] 于学康. 麦冬的药理作用研究进展 [J]. 天津药学, 2012, 24 (4): 69 - 70.

[42] 江洪波, 黄静, 郭明娟, 等. 天然高异黄酮的研究进展 [J]. 药学学报, 2007, 42 (2): 118 - 126.

[43] 俞静静, 吕圭源, 张园. 玄参有效部位药理研究进展 [J]. 青岛医药卫生, 2006, 38 (5): 359 - 360.

[44] 张小娜, 童杰, 周衍晶, 等. 忍冬属药材药效成分及药理作用研究进展 [J]. 中国药理学通报, 2014, 30 (8): 1049 - 1054.

[45] 曾华武, 李医明, 贺祥, 等. 玄参提取物的抗炎和抗氧活性 [J]. 第二军医大学学报, 1999, 20 (9): 614 - 616.

[46] 于晓文, 杜鸿志, 孙立, 等. 麦冬皂苷药理作用研究进展 [J]. 药学进展, 2014, 38 (4): 279 - 284.

第四章　金银花、山银花化学成分比较及二者投料的口炎清药效差异研究

# 第一节 金银花、山银花化学成分比较

山银花与金银花的外观形态相似、功能主治相同，在 2000 版中国药典中前二者同收录在金银花项下，2005 版药典将其分列为山银花和金银花两项，但二者的标准分列及相互替代性等方面一直有争议，市场上山银花和金银花药材也存在品种混乱、来源不清、质量良莠不齐的现象。本研究采用先进的 UFLC – Q – TOF – MS/MS 技术，对山银花（灰毡毛忍冬）和金银花的化学成分进行在线分离鉴定，对其化学成分差异进行比较。本研究为金银花、山银花的品种鉴定及质量控制提供了依据。

【实验材料】

（一）仪器

超快速高效液相色谱仪（LC – 20AD – XR 二元泵、SIL – 20AD – XR 自动进样器、CTO – 20A 柱温箱，日本岛津公司）；美国 AB SCIEX 公司四级杆 – 飞行时间质谱仪（Triple Q – TOF 5600⁺）；移液器（德国 Eppendorf 公司）。

（二）对照品

精氨酸、缬氨酸、酪氨酸、亮氨酸、苯丙氨酸、咖啡酸、绿原酸、马钱苷酸、獐牙菜苦苷、马钱苷、芦丁、槲皮素 – 3 – O – 葡萄糖苷、木犀草苷、木犀草素、灰毡毛忍冬皂苷乙、川续断皂苷乙、木通皂苷 D、常春藤皂苷元，均购自中国药品生物制品检定所。

（三）试剂

乙腈（色谱纯，美国 Fisher Scientific 公司）；甲酸（Sigma 公司，批号：0001408600）；Millipore 超纯水。

（四）供试品

金银花药材 3 批，由广州白云山和记黄埔中药有限公司提供，经廖文波教授鉴定，为忍冬科植物忍冬（*Lonicera japonica* Thunb.）。

山银花药材 3 批，由广州白云山和记黄埔中药有限公司提供，经廖文波教授鉴定，为忍冬科植物灰毡毛忍冬（*Lonicera macranthoides* Hand. – Mazz.）。

表4-1　金银花、山银花样品来源

| 名　称 | 批　号 | 编　号 |
|---|---|---|
| 金银花 | 20131101 | JY1 |
| 金银花 | 20131102 | JY2 |
| 金银花 | 20131103 | JY3 |
| 山银花 | 20131101 | HZ1 |
| 山银花 | 20131102 | HZ2 |
| 山银花 | 20131103 | HZ3 |

【实验部分】

(一) 检测条件

### 1. 液相色谱条件

色谱柱：Phenomenex $C_{18}$ (2.1 mm × 100 mm, 2.6 μm)；柱温：30 ℃；流动相：以乙腈为流动相 A，以 0.1% 甲酸溶液为流动相 B，按表 4-2 所示梯度洗脱；流速：0.3 mL/min；进样量：2 μL；DAD 扫描波长 190～400 nm。

表4-2　液相流动相洗脱梯度

| 时间/min | 流动相 A/% | 流动相 B/% |
|---|---|---|
| 0 | 2 | 98 |
| 20 | 45 | 55 |
| 25 | 95 | 5 |
| 26 | 95 | 5 |

### 2. 质谱条件

离子源参数：ion spray voltage 5500 V；ion source gas1 55 psiL；ion source gas2 55 psiL；temperature 550 ℃；curtain gas 35 psiL；collision gas pressure 10 psiL；entrance potential 60 V。ESI 电喷雾源，分别采用正、负离子模式进行检测。

(二) 对照品溶液的制备

取各对照品适量，加甲醇制成各成分浓度约为 0.1 μg/mL 的混合对照品溶液。

## （三）供试品溶液的制备

取药材粉末约 1.0 g，精密称定，置具塞锥形瓶中，加 50% 甲醇 25 mL，密塞，超声处理 30 min，滤过，重复提取一次，合并滤液，置 50 mL 容量瓶中，加甲醇至所需刻度，摇匀，用 0.22 μm 微孔滤膜滤过，取续滤液，即得。

## （四）结果

样品分别在正负模式下，同时进行一级和二级扫描。样品正模式总离子流图见图 4 - 1。通过对照品对照、准确分子量和裂解碎片，共确证和指证到 59 种化合物（图 4 - 2），其中，包括 5 种氨基酸类、14 种有机酸类及其衍生物、13 种黄酮类、12 种环烯醚萜苷类和 15 种皂苷类化合物。

在指认的 59 种化学成分中，山银花所含化合物种类较多，有 55 种；金银花中所含化合物为 49 种（表 4 - 3）。有 15 种成分在山银花、金银花间的分布存在差异（表 4 - 4），包括 3 种有机酸类、2 种环烯醚萜苷类、3 种黄酮类及 7 种皂苷类成分。金银花含有较丰富黄酮及环烯醚萜类，但所含皂苷及有机酸种类少于山银花。

(A) IDA Dependent Sum from 20140519_JSY_JY1.wiff (sa...Y_JY1_POS, Gaussian smoothed, Gaussian smoothed

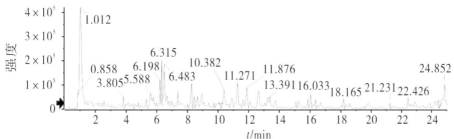

(B) IDA Dependent Sum from 20140519_JSY_HZ1.wiff (sa...Y_HZ1_POS, Gaussian smoothed, Gaussian smoothed

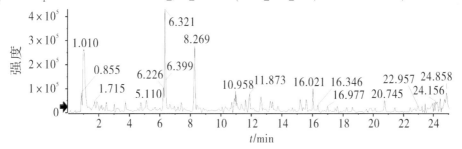

图 4 - 1　各品种样品正模式总离子流图 [（A）金银花；（B）山银花]

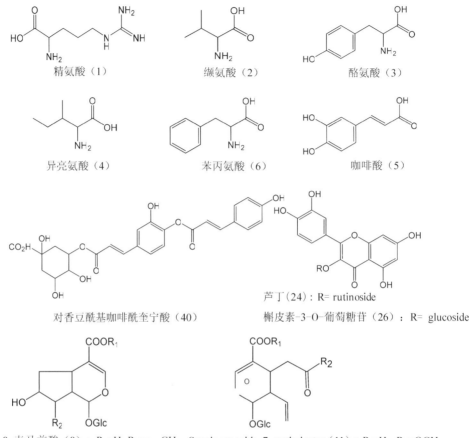

精氨酸（1）    缬氨酸（2）    酪氨酸（3）

异亮氨酸（4）    苯丙氨酸（6）    咖啡酸（5）

对香豆酰基咖啡酰奎宁酸（40）

芦丁（24）：R= rutinoside

槲皮素-3-O-葡萄糖苷（26）：R= glucoside

8-表马前酸（8）：R₁=H, R₂=α-CH₃    Secologanoside-7-methylester（11）：R₁=H, R₂=OCH₃

马钱苷酸（10）：R₁=H, R₂=β-CH₃    断马钱子酸（14）：R₁=H, R₂=H

马钱苷（17）：R₁=CH₃, R₂=β-CH₃    断氧化马钱子苷（19）：R₁=CH₃, R₂=OH

獐芽菜苦苷（16）：R=H    Centauroside（33）:Δ（Z）

断马钱子苷半缩醛内酯（21）：R=OCH₃    （E）-Aldosecologanin（38）:Δ（E）    Euphroside（12）

（A）

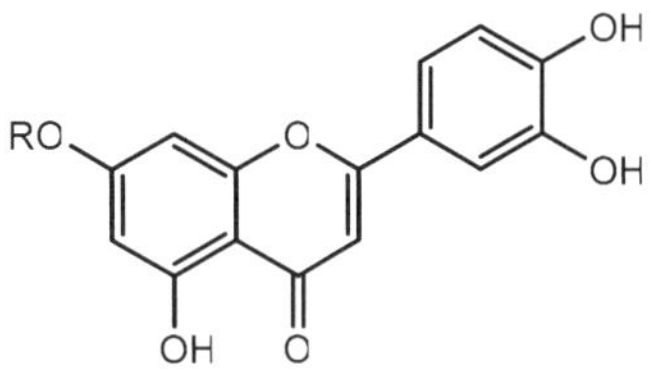

木犀草素（44）：R=H
木犀草苷
（27）：R=glucoside
木犀草素-7-O-芸香糖苷（25）：R=rutinoside
忍冬苷（28）：R=neohesperidoside

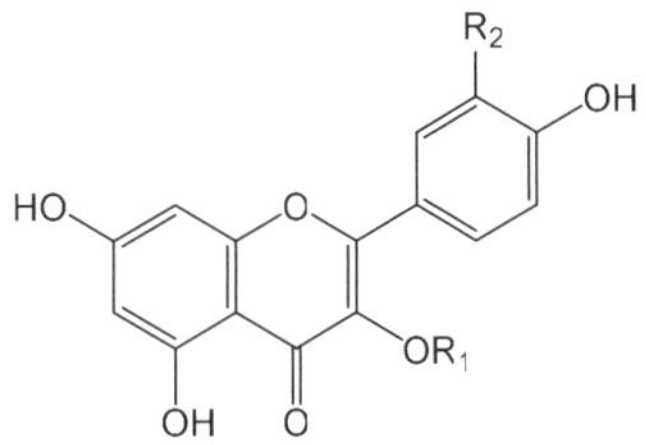

山奈酚-3-O-芸香糖苷（31）R₁：=rutinoside, R₂=H
异鼠李素-3-O-葡萄糖苷（35）：R₁=glucoside,R₂=OCH₃

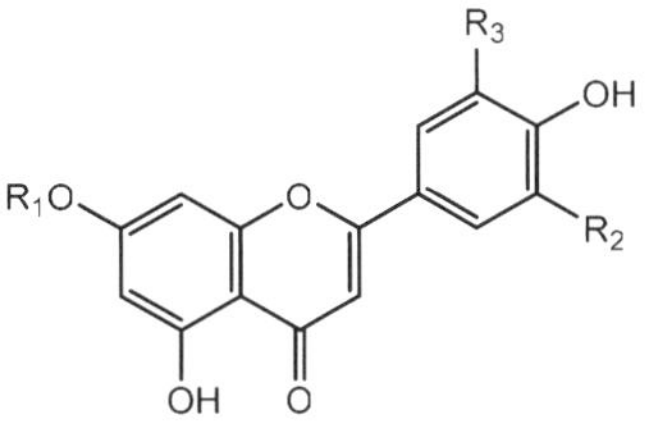

芹菜素-7-O-芸香糖苷（34）：R₁=rutinoside R₂=H, R₃=H,
苜蓿素-7-O-葡萄糖苷（39）：R₁=glucoside, R₂=OCH₃, R₃=OCH₃
金圣草素-7-O-新橙皮糖苷（37）：R₁=neohesperidoside, R₂=OCH₃
R₃=H

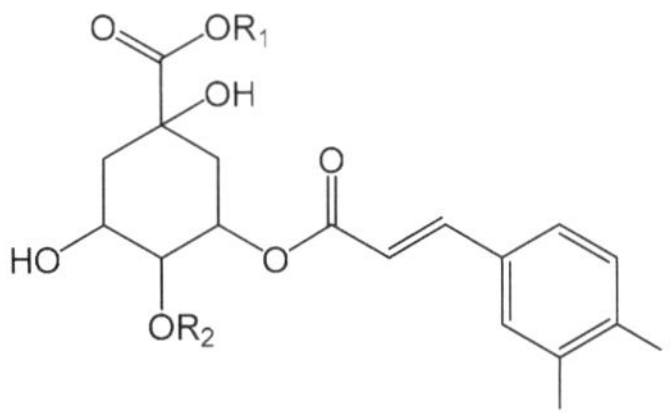

5-对香豆酰奎宁酸（18）：R₁=H, R₂=H,R₃=H
3-O-阿魏酰基奎宁酸（20）：R₁=H,R₂=H,R₃=OCH₃
3-O-咖啡酰奎宁酸甲酯（23）：R=CH₃, R₂=H, R₃=OH₁
阿魏酰基咖啡酰奎宁酸（41）R₁：=H, R₂=咖啡酰基, R₃=OCH₃
甲基二咖啡酰奎宁酸（43）：R₁=CH₃, R₂=咖啡酰基, R₃=OH

（B）

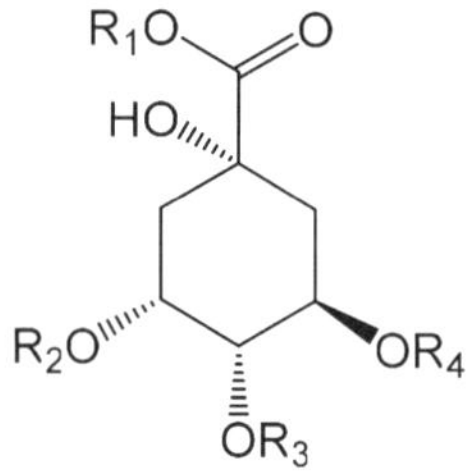

绿原酸（13）：R₁=H, R₂=H, R₃=H, R₄=咖啡酰基
4-O-咖啡酰奎宁酸（15）：R₁=H, R₂=H, R₃=咖啡酰基, R₄=H
5-O-咖啡酰奎宁酸（7）：R₁=H, R₂=咖啡酰基, R₃=H, R₄=H
3,5-O-二咖啡酰奎宁酸（30）：R₁=H, R₂=咖啡酰基, R₃=H, R₄=咖啡酰基
1,4-O-二咖啡酰奎宁酸（32）（36）：R₁=咖啡酰基, R₂=H, R₃=咖啡酰基, R₄=H
1,5-O-二咖啡酰奎宁酸（32）（36）：R₁=咖啡酰基, R₂=咖啡酰基, R₃=H, R₄=H
4,5-O-二咖啡酰奎宁酸（32）（36）：R₁=H, R₂=咖啡酰基, R₃=咖啡酰基, R₄=H

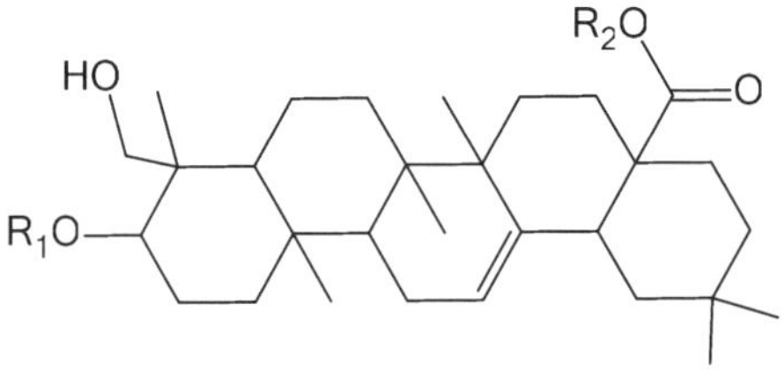

常春藤皂苷元（59）：R₁=H, R₂=H
灰毡毛忍冬皂苷乙（45）：R₁=Glc（1→4）Glc（1→3）Rha（1→2）Ara, R₂=Glc（1→6）Glc
灰毡毛忍冬皂苷甲（46）：R₁=Glc（1→3）Rha（1→2）Ara, R₂=Glc（1→6）Glc
灰毡毛忍冬次皂苷乙（52）：R₁=Glc（1→4）Glc（1→3）Rha（1→2）Ara, R₂=H
灰毡毛忍冬次皂苷甲（57）：R₁=Glc（1→3）Rha（1→2）Ara, R₂=H
木通皂苷D（51）：R₁=Ara, R₂=Glc（1→6）Glc
DipsacussaponinA（55）：R₁=H, R₂=Glc（1→6）Glc
川续断皂苷乙（49）：R₁=Rha（1→2）Ara, R₂=Glc（1→6）Glc
3-O-α-L-arabinopyranosyl（2→1）-O-α-L-rhamnopyranosyl-hederagenin-28-O-β-D-glucopyranosyl ester（47）（53）：R₁=Rha（1→2）, R₂=Glc
3-O-α-L-rhamnopyranosyl-（1→2）-α-L-arabinopyranosyhederagenin（50）：R₁=Rha（1→2）Ara, R₂=H

（C）
图4-2 各化合物结构式

表 4 - 3 化学成分鉴定

| 编号 | 保留时间/min | 分子式 | $[M+H]^+$ /$10^{-6}$ | $[M-H]^-$ /$10^{-6}$ | 正模式下主要裂解碎片 | 负模式下主要裂解碎片 | 化合物名称 | 金银花 | 山银花 |
|---|---|---|---|---|---|---|---|---|---|
| 1 | 0.94 | $C_6H_{14}N_4O_2$ | 175.1190 (0.3) | | $158.0919\ [M+H-NH_3]^+$, $130.0985\ [M+H-NH_3-CO]^+$, $116.0707$, $70.0676$, $60.0583$ | | 精氨酸 | + | + |
| 2 | 0.99 | $C_5H_{11}NO_2$ | 118.0862 (-0.7) | | $59.0756\ [M+H-NH_3-C_3H_6]^+$, $58.0685\ [M+H-C_2H_4O_2]^+$ | | 缬氨酸 | + | + |
| 3 | 1.54 | $C_9H_{11}NO_3$ | 182.0811 (-0.5) | 180.0669 (1.5) | $165.0546\ [M+H-NH_3]^+$, $147.0428\ [M+H-NH_3-H_2O]^+$, $136.0754\ [M+H-HCOOH]^+$, $123.0429$, $107.0492$, $95.0490$, $91.0551$, $77.0396$, $65.0413$ | $163.0404\ [M-H-NH_3]^-$, $119.0495\ [M-H-NH_3-CO_2]^-$, $93.0352\ [M-H-NH_3-CO_2-C_2H_2]^-$, $74.0229$, $72.0099$ | 酪氨酸 | + | + |
| 4 | 2.02 | $C_6H_{13}NO_2$ | 132.1020 (0.9) | | $86.0993\ [M+H-HCOOH]^+$, $69.0733\ [M+H-HCOOH-NH_3]^+$ | | 异亮氨酸 | + | + |
| 5 | 2.18 | $C_9H_8O_4$ | 181.0494 (-0.5) | 179.0359 (4.9) | $163.0380\ [M+H-H_2O]^+$, $145.0279\ [M+H-2H_2O]^+$, $135.0436\ [M+H-HCOOH]^+$, $117.0329\ [M+H-HCOOH-H_2O]^+$, $89.0397$, $63.0253$ | $135.0451\ [M-H-CO_2]^-$ | 咖啡酸 | + | + |

续上表

| 编号 | 保留时间/min | 分子式 | $[M+H]^+$ /$10^{-6}$ | $[M-H]^-$ /$10^{-6}$ | 正模式下主要裂解碎片 | 负模式下主要裂解碎片 | 化合物名称 | 金银花 | 山银花 |
|---|---|---|---|---|---|---|---|---|---|
| 6 | 3.23 | $C_9H_{11}NO_2$ | 166.0863 (0.5) | | $120.0808\,[M+H-HCOOH]^+$, $103.0552\,[M+H-HCOOH-NH_3]^+$, $77.0410\,[M+H-HCOOH-NH_3-C_2H_2]^+$, $51.0257$ | | 苯丙氨酸 | + | + |
| 7 | 4.77 | $C_{16}H_{18}O_9$ | 355.1027 (0.8) | 353.0885 (2.0) | $163.0385\,[M+H-QA]^+$, $145.0282\,[M+H-QA-H_2O]^+$, $135.0432\,[M+H-QA-CO]^+$, $117.0330\,[M+H-QA-CO-H_2O]^+$ | $191.0548\,[QA-H]^-$, $179.0338\,[CA-H]^-$, $135.0442\,[CA-H_2O-C_2H_2]^-$ | 5-O-咖啡酰奎宁酸 | + | + |
| 8 | 5.15 | $C_{16}H_{24}O_{10}$ | 377.1439 (-0.8) | 375.1310 (3.4) | | $213.0767\,[M-H-Glc]^-$, $169.0871\,[M-H-Glc-CO_2]^-$, $151.0761\,[M-H-Glc-CO_2-H_2O]^-$, $59.0167$ | 8-表马前酸 | + | + |
| 9 | 5.40 | $C_{16}H_{22}O_{10}$ | 375.1287 (0.3) | 373.1155 (4.0) | | $211.0627\,[M-H-Glc]^-$, $167.0720\,[M-H-Glc-CO_2]^-$, $149.0611\,[M-H-Glc-CO_2-H_2O]^-$, $123.0455$, $59.0165$ | 断马钱子酸异构体 | + | + |

续上表

| 编号 | 保留时间/min | 分子式 | $[M+H]^+$/$10^{-6}$ | $[M-H]^-$/$10^{-6}$ | 正模式下主要裂解碎片 | 负模式下主要裂解碎片 | 化合物名称 | 金银花 | 山银花 |
|---|---|---|---|---|---|---|---|---|---|
| 10 | 5.60 | $C_{16}H_{24}O_{10}$ | 377.1445 (0.7) | 375.1301 (1.2) | 215.0898 $[M+H-Glc]^+$, 179.07047 $[M+H-Glc-2H_2O]^+$, 151.0742 $[M+H-Glc-2H_2O-CO]^+$, 123.0771 $[M+H-Glc-2H_2O-2CO]^+$ | 213.0783 $[M-H-Glc]^-$, 169.0871 $[M-H-Glc-CO_2]^-$, 151.0766 $[M-H-Glc-CO_2-H_2O]^-$, 95.0511, 69.0369 | 马钱苷酸 | + | + |
| 11 | 5.71 | $C_{17}H_{24}O_{11}$ | 405.1393 (0.4) | | 243.0843 $[M+H-Glc]^+$, 211.0598 $[M+H-Glc-CH_3OH]^+$, 193.0483 $[M+H-Glc-CH_3OH-H_2O]^+$, 167.0318, 151.0381, 123.0443 | | Secologano-side-7-methyl ester | + | + |
| 12 | 6.02 | $C_{16}H_{24}O_{10}$ | 377.1446 (0.9) | 375.1303 (1.6) | 215.0921 $[M+H-Glc]^+$, 179.0705 $[M+H-Glc-2H_2O]^+$, 153.0531 $[M+H-Glc-2H_2O-C_2H_2]^+$, 127.0375 $[M+H-Glc-2H_2O-2C_2H_2]^+$, 111.0814, 85.0318 | 195.0666 $[M-H-Glc-H_2O]^-$, 151.0769 $[M-H-Glc-H_2O-CO_2]^-$, 89.0250, 69.0365 | 马钱苷酸异构体 | + | + |

续上表

| 编号 | 保留时间/min | 分子式 | $[M+H]^+$ /$10^{-6}$ | $[M-H]^-$ /$10^{-6}$ | 正模式下主要裂解碎片 | 负模式下主要裂解碎片 | 化合物名称 | 金银花 | 山银花 |
|---|---|---|---|---|---|---|---|---|---|
| 13 | 6.36 | $C_{16}H_{18}O_9$ | 355.1028 (1.1) | 353.0880 (0.5) | 163.0385 $[M+H-QA]^+$, 145.0280 $[M+H-QA-H_2O]^+$, 135.0437 $[M+H-QA-CO]^+$, 117.0334 $[M+H-QA-CO-H_2O]^+$ | 191.0555 $[QA-H]^-$ | 绿原酸 | + | + |
| 14 | 6.53 | $C_{16}H_{22}O_{10}$ | 375.1287 (0.5) | 373.1137 (−0.7) | 213.0759 $[M+H-Glc]^+$, 195.0653 $[M+H-Glc-H_2O]^+$, 151.0392 $[M+H-Glc-H_2O-CO_2]^+$, 107.0498, 95.0502 | 193.0516 $[M-H-Glc-H_2O]^-$, 149.0617 $[M-H-Glc-H_2O-CO_2]^-$, 119.0363, 97.0310, 89.0262 | 断马钱子酸 | + | + |
| 15 | 7.22 | $C_{16}H_{18}O_9$ | 355.1027 (1.0) | 353.0876 (−0.6) | 163.0383 $[M+H-QA]^+$, 145.0283 $[M+H-QA-H_2O]^+$, 135.0425 $[M+H-QA-CO]^+$, 117.0336 $[M+H-QA-CO-H_2O]^+$ | 191.0546 $[QA-H]^-$ | 4-O-咖啡酰奎宁酸 | + | + |

续上表

| 编号 | 保留时间/min | 分子式 | $[M+H]^+$ /$10^{-6}$ | $[M-H]^-$ /$10^{-6}$ | 正模式下主要裂解碎片 | 负模式下主要裂解碎片 | 化合物名称 | 金银花 | 山银花 |
|---|---|---|---|---|---|---|---|---|---|
| 16 | 7.45 | $C_{16}H_{22}O_9$ | 359.1340 (0.8) |  | 197.0808 $[M+H-Glc]^+$, 179.0705 $[M+H-Glc-H_2O]^+$, 151.0752 $[M+H-Glc-H_2O-CO]^+$, 127.0392, 111.0810 | 435.1491 $[M-H+HCOOH]^-$, | 獐牙菜苦苷 | + | + |
| 17 | 7.47 | $C_{17}H_{26}O_{10}$ |  | 389.1496 (−1.4) |  | 227.0912 $[M-H-Glc]^-$, 101.0237 | 马钱苷 | + | + |
| 18 | 7.79 | $C_{16}H_{18}O_8$ | 339.1075 (0.2) | 337.0931 (0.6) | 321.0980 $[M+H-H_2O]^+$, 147.0432 $[M+H-QA]^+$, 119.0484 $[M+H-QA-CO]^+$, 91.0558 | 191.0560 $[QA-H]^-$, 163.0390 $[QA-H-CO]^-$, 119.0483, 93.0341 | 5-对香豆酰奎宁酸 | + | + |
| 19 | 8.31 | $C_{17}H_{24}O_{11}$ | 405.1395 (0.8) | 403.1258 (2.9) | 243.0853 $[M+H-Glc]^+$, 225.0752 $[M+H-Glc-H_2O]^+$, 193.0490 $[M+H-Glc-CH_3OH-H_2O]^+$, 151.0379, 95.0506 | 371.1010 $[M-H-CH_3OH]^-$, 223.0628 $[M-H-Glc-H_2O]^-$, 179.0591 $[M-H-Glc-H_2O-CO_2]^-$, 121.0310, 59.0169 | 断氧化马钱子苷 | + | + |

续上表

| 编号 | 保留时间/min | 分子式 | [M+H]+/10^{-6} | [M-H]-/10^{-6} | 正模式下主要裂解片 | 负模式下主要裂解片 | 化合物名称 | 金银花 | 山银花 |
|---|---|---|---|---|---|---|---|---|---|
| 20 | 8.45 | $C_{17}H_{20}O_9$ | 369.1184 (0.9) | 367.1026 (-2.3) | 177.0539 [M+H-QA]+, 145.0279 [M+H-QA-CH_3OH]+, 117.0337 [M+H-QA-CO-CH_3OH]+ | 191.0575 [QA-H]-, 173.0648 [QA-H-H_2O]-, 134.0387, 93.0365 | 3-O-阿魏酰基奎宁酸 | + | + |
| 21 | 8.60 | $C_{17}H_{24}O_{10}$ | 389.1446 (0.5) | | 227.0914 [M+H-Glc]+, 209.0786 [M+H-Glc-H_2O]+, 177.0532 [M+H-Glc-CH_3OH-H_2O]+, 151.0387, 107.0527 | | 断马钱子苷半缩醛内酯 | + | + |
| 22 | 9.05 | $C_{27}H_{30}O_{16}$ | 611.1607 (0.1) | 609.1392 (-11.3) | 449.1104 [M+H-Glc]+, 287.0574 [M+H-2Glc]+, 351.1048 [M+H-H_2O]+, 177.0526 [M+H-QA]+ | 285.0400 [M-H-2Glc]-, 191.0528 | 芦丁异构体 | + | - |
| 23 | 9.06 | $C_{17}H_{20}O_9$ | 369.1184 (1.0) | 367.1029 (-1.5) | 163.0387 [M+H-C_7H_{14}O_6]+, 145.0406 [M+H-QA-CH_3OH]+, 135.0407 | 191.0551 [QA-H]-, 179.0342 [CA-H]-, 161.0237 [CA-H-H_2O]-, 135.0448 [CA-H-C_2H_4O]- | 3-O-咖啡酰奎宁酸甲酯 | - | + |

续上表

| 编号 | 保留时间/min | 分子式 | [M+H]+/10^-6 | [M-H]-/10^-6 | 正模式下主要裂解碎片 | 负模式下主要裂解碎片 | 化合物名称 | 金银花 | 山银花 |
|---|---|---|---|---|---|---|---|---|---|
| 24 | 9.79 | $C_{27}H_{30}O_{16}$ | 611.1612 (0.8) | 609.1465 (0.6) | 465.1029 $[M+H-Rha]^+$, 303.0503 $[M+H-Rha-Glc]^+$ | 301.0371 $[M-H-Rha-Glc]^-$, 300.0287, 271.0262 | 芦丁 | + | + |
| 25 | 9.95 | $C_{27}H_{30}O_{15}$ | 595.1657 (-0.1) | 593.1502 (-1.7) | 449.1081 $[M+H-Rha]^+$, 287.0555 $[M+H-Rha-Glc]^+$ | 285.0418 $[M-H-Rha-Glc]^-$ | 木犀草素-7-O-芸香糖苷 | + | - |
| 26 | 10.09 | $C_{21}H_{20}O_{12}$ | 465.1031 (0.7) | 463.0886 (0.8) | 303.0507 $[M+H-Glc]^+$ | 301.0367 $[M-H-Glc]^-$, 271.0263 $[M-H-Glc-CH_2O]^-$, 255.0308, 151.0035 | 槲皮素-3-O-葡萄糖苷 | + | + |
| 27 | 10.14 | $C_{21}H_{20}O_{11}$ | 449.1082 (0.8) | 447.0933 (0.1) | 287.0552 $[M+H-Glc]^+$ | 285.0425 $[M-H-Glc]^-$ | 木犀草苷 | + | + |
| 28 | 10.28 | $C_{27}H_{30}O_{15}$ | 595.1660 (0.4) | 593.1491 (-3.6) | 287.0558 $[M+H-Rha-Glc]^+$ | 285.0399 $[M-H-Rha-Glc]^-$ | 忍冬苷 | + | + |
| 29 | 10.41 | $C_{27}H_{30}O_{16}$ | 611.1610 (0.6) | 609.1449 (-2.0) | 479.1189 $[M+H-C_5H_8O_4]^+$, 317.0649 $[M+H-C_5H_8O_4-Glc]^+$ | 315.0506 $[M-H-C_5H_8O_4-Glc]^-$, 299.0171, 271.0255 | 芦丁异构体 | + | + |

续上表

| 编号 | 保留时间/min | 分子式 | [M+H]+/10^{-6} | [M−H]−/10^{-6} | 正模式下主要裂解碎片 | 负模式下主要裂解碎片 | 化合物名称 | 金银花 | 山银花 |
|---|---|---|---|---|---|---|---|---|---|
| 30 | 10.62 | $C_{25}H_{24}O_{12}$ | 517.1345 (0.8) | 515.1185 (−1.9) | 499.1260 [M+H−H_2O]^+, 337.0938 [M+H−CA]^+, 163.0391 [M+H−QA−C_9H_6O_3]^+, 145.0276 [M+H−QA−CA]^+ | 353.0880 [M−H−C_9H_6O_3]^−, 335.0748 [M−H−CA]^−, 191.0554 [QA−H]^−, 179.0348 [CA−H]^−, 135.0444 [CA−H−H_2O−C_2H_2]^− | 3,5−O−二咖啡酰奎宁酸 | + | + |
| 31 | 10.77 | $C_{27}H_{30}O_{15}$ | 595.1658 (0.1) | 593.1516 (0.7) | 449.1063 [M+H−Rha]^+, 287.0551 [M+H−Rha−Glc]^+ | 285.0433 [M−H−Rha−Glc]^− | 山奈酚−3−O−芸香糖苷 | + | + |
| 32 | 10.95 | $C_{25}H_{24}O_{12}$ | 517.1344 (0.7) | 515.1188 (−1.3) | 499.1244 [M+H−H_2O]^+, 319.0796 [M+H−H_2O−C_9H_6O_3]^+, 163.0393 [M+H−QA−C_9H_6O_3]^+, 145.0284 [M+H−QA−CA]^+ | 353.0882 [M−H−C_9H_6O_3]^−, 191.0561 [QA−H]^−, 179.0348 [CA−H]^−, 135.0455 | 1,5−O−二咖啡酰奎宁酸/4,5−O−二咖啡酰奎宁酸 | + | + |

续上表

| 编号 | 保留时间/min | 分子式 | $[M+H]^{+}$ /$10^{-6}$ | $[M-H]^{-}$ /$10^{-6}$ | 正模式下主要裂解碎片 | 负模式下主要裂解碎片 | 化合物名称 | 金银花 | 山银花 |
|---|---|---|---|---|---|---|---|---|---|
| 33 | 11.28 | $C_{34}H_{46}O_{19}$ | 759.2709 (0.4) | 757.2531 (−1.3) | | 595.2085 $[M-H-Glc]^{-}$, 577.1957 $[M-H-Glc-H_2O]^{-}$, 525.1633 $[M-H-Glc-H_2O-C_4H_4]^{-}$, 493.1714, 179.0547 | centauroside | + | − |
| 34 | 11.30 | $C_{27}H_{30}O_{14}$ | 579.1707 (−0.2) | 577.1541 (−3.7) | 433.1167 $[M+H-Rha]^{+}$, 271.0608 $[M+H-Rha-Glc]^{+}$ | 269.0477 $[M-H-Rha-Glc]^{-}$ | 芹菜素 - 7 - O - 芸香糖苷 | + | + |
| 35 | 11.37 | $C_{22}H_{22}O_{12}$ | 479.1188 (0.8) | 477.1034 (−0.9) | 317.0680 $[M+H-Glc]^{+}$ | | 异鼠李素 - 3 - O - 葡萄糖苷 | + | + |
| 36 | 11.64 | $C_{25}H_{24}O_{12}$ | 517.1346 (1.1) | 515.1190 (−1.1) | 499.1231 $[M+H-H_2O]^{+}$, 337.0912 $[M+H-CA]^{+}$, 163.0381 $[M+H-QA-C_9H_6O_3]^{+}$, 145.0278 $[M+H-QA-CA]^{+}$ | 353.0875 $[M-H-C_9H_6O_3]^{-}$, 191.0563 $[QA-H]^{-}$, 179.0348 $[CA-H]^{-}$, 135.0454 $[CA-H-H_2O-C_2H_2]^{-}$ | 1,5 - O - 二咖啡酰奎宁酸/4,5 - O - 二咖啡酰奎宁酸/1,4 - O - 二咖啡酰奎宁酸 | + | + |

续上表

| 编号 | 保留时间/min | 分子式 | $[M+H]^+$ $/10^{-6}$ | $[M-H]^-$ $/10^{-6}$ | 正模式下主要裂解碎片 | 负模式下主要裂解碎片 | 化合物名称 | 金银花 | 山银花 |
|---|---|---|---|---|---|---|---|---|---|
| 37 | 11.64 | $C_{28}H_{32}O_{15}$ | 609.1817 (0.6) | 607.1611 (-9.4) | 463.1292 $[M+H-Rha]^+$, 301.0713 $[M+H-Rha-Glc]^+$, 286.0468 | 299.0528 $[M-H-Rha-Glc]^-$ | 金圣草素-7-O-新橙皮糖苷 | + | + |
| 38 | 11.78 | $C_{34}H_{46}O_{19}$ | 759.2713 (0.9) | 757.2496 (-8.5) | | 595.2075 $[M-H-Glc]^-$, 525.1630 $[M-H-Glc-H_2O-C_4H_4]^-$, 493.1741 $[M-H-Glc-H_2O-C_4H_4-CH_4O]^-$, 179.0583, 89.0269 | (E)-Aldo-secologanin | + | - |
| 39 | 11.80 | $C_{23}H_{24}O_{12}$ | 493.1344 (0.8) | 491.1141 (-10.9) | 331.0811 $[M+H-Glc]^+$, 315.0488 | 461.0732 $[M-H-CH_2O]^-$, 313.0357 | 苜蓿素-7-O-葡萄糖苷 | + | + |
| 40 | 12.28 | $C_{25}H_{24}O_{11}$ | 501.1387 (-0.8) | 499.1245 (-0.3) | 483.1246 $[M+H-H_2O]^+$, 337.0996 $[M+H-PA]^+$, 321.0931 $[M+H-CA]^+$, 147.0412 $[M+H-QA-C_9H_6O_3]^+$, 145.0312 | 353.0892 $[M-H-C_9H_6O_2]^-$, 337.0924 $[M-H-C_9H_6O_3]^-$, 191.0562 $[QA-H]^-$, 179.0345 $[CA-H]^-$, 135.0347 | 对香豆酰基咖啡酰奎宁酸 | + | + |

续上表

| 编号 | 保留时间/min | 分子式 | $[M+H]^+$/$10^{-6}$ | $[M-H]^-$/$10^{-6}$ | 正模式下主要裂解碎片 | 负模式下主要裂解碎片 | 化合物名称 | 金银花 | 山银花 |
|---|---|---|---|---|---|---|---|---|---|
| 41 | 12.79 | $C_{26}H_{26}O_{12}$ | 531.1501 (0.8) | 529.1344 (-5.4) | 513.1370 $[M+H-H_2O]^+$, 177.0555 $[M+H-QA-C_9H_6O_3]^+$, 163.0375, 145.0283 | 367.1020 $[M-H-C_9H_6O_3]^-$, 353.0873 $[M-H-C_{10}H_8O_3]^-$, 191.0548 $[M-H-C_{10}H_8O_3-C_9H_6O_3]^-$, 179.0328 $[CA-H]^-$, 135.0436 $[CA-H-H_2O-C_2H_2]^-$ | 阿魏酰基咖啡酰奎宁酸 | + | + |
| 42 | 13.29 | $C_{26}H_{26}O_{12}$ | 531.1498 (0.1) | 529.1323 (-5.4) | | 367.1031 $[M-H-C_9H_6O_3]^-$, 179.0336 $[CA-H]^-$, 161.0239 $[CA-H-H_2O]^-$, 135.0443 $[CA-H-CO_2]^-$ | 甲基二咖啡酰奎宁酸异构体 | - | + |
| 43 | 13.52 | $C_{26}H_{26}O_{12}$ | 531.1494 (-0.5) | 529.1297 (-10.3) | 513.1319 $[M+H-H_2O]^+$, 177.0521 $[M+H-QA-C_9H_6O_3]^+$, 163.0350 | 367.1018 $[M-H-C_9H_6O_3]^-$, 353.0889 $[M-H-C_{10}H_8O_3]^-$, 191.0537 $[M-H-C_{10}H_8O_3-C_9H_6O_3]^-$, 179.0342 $[CA-H]^-$, 173.0451, 93.0324 | 甲基二咖啡酰奎宁酸 | - | + |

续上表

| 编号 | 保留时间/min | 分子式 | $[M+H]^+$ /$10^{-6}$ | $[M-H]^-$ /$10^{-6}$ | 正模式下主要裂解碎片 | 负模式下主要裂解碎片 | 化合物名称 | 金银花 | 山银花 |
|---|---|---|---|---|---|---|---|---|---|
| 44 | 14.13 | $C_{15}H_{10}O_6$ | 287.0554 (1.3) | 285.0383 (−7.6) | 153.0180 $[1,3A]^+$, 135.0441 $[1,3B]^+$ | 241.0509 $[M-H-H_2O-C_2H_2]^-$, 199.0404 $[M-H-H_2O-C_2H_2O-C_2H_2O]^-$, 151.0049 $[1,3A]^-$, 133.0307 $[1,3B]^-$ | 木犀草素 | + | + |
| 45 | 15.27 | $C_{65}H_{106}O_{32}$ | 1399.6757 (1.2) | 1397.6467 (−9) | 1421.6565 $[M+Na]^+$ | 1443.6612 $[M-H+HCOOH]^-$ | 灰毡毛忍冬皂苷乙 | − | + |
| 46 | 15.68 | $C_{59}H_{96}O_{27}$ | 1237.6232 (1.6) | 1235.5922 (−11.7) | 1259.6045 $[M+Na]^+$ | 911.4948 $[M-H-2Glc]^-$, 603.3803 $[M-H-3Glc-Rha]^-$ | 灰毡毛忍冬皂苷甲 | + | + |
| 47 | 15.70 | $C_{47}H_{76}O_{17}$ | 913.5151 (−0.5) | 911.4904 (−8.1) | 935.4967 $[M+Na]^+$, 751.4694 $[M+H-Glc]^+$, 619.4185 $[M+H-Glc-Ara]^+$, 455.3529 $[M+H-Glc-Ara-Rha-H_2O]^+$, 437.3402 $[M+H-Glc-Ara-Rha-2H_2O]^+$, 309.1161 | 749.4447 $[M-H-Glc]^-$, 603.3919 $[M-H-Glc-Rha]^-$ | 3－O－arabinopyranosyl (2→1)－O－rhamnopyranosyl－hederagenin－28－O－glucopyranosyl ester or its isomer | + | + |

续上表

| 编号 | 保留时间/min | 分子式 | $[M+H]^+$ /$10^{-6}$ | $[M-H]^-$ /$10^{-6}$ | 正模式下主要裂解碎片 | 负模式下主要裂解碎片 | 化合物名称 | 金银花 | 山银花 |
|---|---|---|---|---|---|---|---|---|---|
| 48 | 15.89 | $C_{47}H_{76}O_{18}$ | 929.5132 (2.9) | 927.4828 (−14.2) | 951.4929 $[M+Na]^+$ | 973.4911 $[M-H+HCOOH]^-$, 603.3916 $[M-H-2Glc]^-$, 323.0945 | 木通皂苷 D 异构体 | − | + |
| 49 | 16.07 | $C_{53}H_{86}O_{22}$ | 1075.5696 (1.1) | 1073.5425 (−10.5) | 1097.5520 $[M+Na]^+$, 773.4567 $[M+Na-2Glc]^+$ | 1119.5553 $[M-H+HCOOH]^-$, 749.4498 $[M-H-2Glc]^-$, 323.0982 | 川续断皂苷乙 | + | + |
| 50 | 16.12 | $C_{41}H_{66}O_{12}$ | 751.4632 (0.7) | 749.4309 (−23) | 619.4199 $[M+H-Ara]^+$, 455.3509 $[M+H-Ara-Rha-H_2O]^+$, 437.3419 $[M+H-Ara-Rha-2H_2O]^+$ | 795.4470 $[M-H+HCOOH]^-$ | 3−O−α−L−rhamnopyranosyl−(1→2)−α−L−arabinopyranosy hederagenin | + | + |
| 51 | 16.41 | $C_{47}H_{76}O_{18}$ | 929.5108 (0.4) | 927.4875 (−9.1) | 627.3721 $[M+Na-2Glc]^+$, 347.0992 | 973.4999 $[M-H+HCOOH]^-$, 603.3916 $[M-H-2Glc]^-$, 323.0985, 179.0552 | 木通皂苷 D | + | + |
| 52 | 17.62 | $C_{53}H_{86}O_{22}$ | 1075.5701 (1.6) | 1073.5367 (−15.9) | 1097.5512 $[M+Na]^+$ | 1119.5542 $[M-H+HCOOH]^-$, 911.5029 $[M-H-Glc]^-$, 749.4482 $[M-H-2Glc]^-$ | 灰毡毛忍冬次皂苷乙 | − | + |

续上表

| 编号 | 保留时间/min | 分子式 | $[M+H]^+$/$10^{-6}$ | $[M-H]^-$/$10^{-6}$ | 正模式下主要裂解碎片 | 负模式下主要裂解碎片 | 化合物名称 | 金银花 | 山银花 |
|---|---|---|---|---|---|---|---|---|---|
| 53 | 17.68 | $C_{47}H_{76}O_{17}$ | 913.5153 (−0.2) | 911.4979 (−2.6) | 935.4974 $[M+Na]^+$, 781.4650 $[M+H-Ara]^+$, 619.4260 $[M+H-Glc-Ara]^+$, 437.3412 $[M+H-Glc-Ara-Rha-2H_2O]^+$, 279.1073 | 749.4468 $[M-H-Glc]^-$, 603.3908 $[M-H-Glc-Rha]^-$ | 3 – O – arabinopyranosyl – (2→1) – O – rhamnopyranosyl – hederagenin – 28 – O – glucopyranosyl ester or its isomer | − | + |
| 54 | 18.24 | $C_{41}H_{66}O_{12}$ | 751.4626 (−0.2) | 749.4513 (4.2) | 773.4441 $[M+Na]^+$, 455.3516 $[M+H-Ara-Rha-H_2O]^+$, 207.1657 | 795.4449 $[M-H+HCOOH]^-$, 603.3900 $[M-H-Rha]^-$, 471.3456 $[M-H-Rha-Ara]^-$ | 3 – O – α – L – rhamnopyranosyl – (1→2) – α – L – arabinopyranosy hederagenin 异构体 | + | + |
| 55 | 18.63 | $C_{42}H_{68}O_{14}$ | 797.4714 (4.0) | 795.4567 (3.9) | 819.4509 $[M+Na]^+$, 347.0978 | 841.4558 $[M-H+HCOOH]^-$, 471.3486 $[M-H-2Glc]^-$, 323.0966 | Dipsacussaponin A | − | + |

续上表

| 编号 | 保留时间/min | 分子式 | $[M+H]^+$ $/10^{-6}$ | $[M-H]^-$ $/10^{-6}$ | 正模式下主要裂解碎片 | 负模式下主要裂解碎片 | 化合物名称 | 金银花 | 山银花 |
|---|---|---|---|---|---|---|---|---|---|
| 56 | 20.75 | $C_{53}H_{86}O_{22}$ | 1075.5693 (0.9) | 1073.5482 (-4.6) | 1097.5512 $[M+Na]^+$ | 911.4816 $[M-H-Glc]^-$, 603.3706 $[M-H-2Glc-Rha]^-$, 471.3488 $[M-H-2Glc-Rha-C_5H_8O_4]^-$ | 灰毡毛忍冬次皂苷乙异构体 | - | + |
| 57 | 21.45 | $C_{47}H_{76}O_{17}$ | 913.5160 (0.5) | 911.4967 (-2.8) | 935.4990 $[M+Na]^+$, 773.4453 $[M+Na]^+$, 619.4224 $[M+H-Ara]^+$, 455.3511 $[M+H-Ara-Rha-H_2O]^+$, 437.3458 $[M+H-Ara-Rha-2H_2O]^+$, 279.1065 | 749.4494 $[M-H-Glc]^-$, 603.3904 $[M-H-Glc-Rha]^-$ | 灰毡毛忍冬次皂苷甲 | - | + |
| 58 | 22.46 | $C_{41}H_{66}O_{12}$ | 751.4633 (0.8) | 749.4492 (1.4) | | 795.4527 $[M-H+HCOOH]^-$, 603.3914 $[M-H-Rha]^-$, 471.3472 $[M-H-Rha-Ara]^-$ | 3-O-α-L-rhamnopyranosyl-(1→2)-α-L-arabinopyranosyl hederagenin异构体 | + | + |
| 59 | 24.68 | $C_{30}H_{48}O_4$ | 473.3660 (7.2) | 471.3442 (-8.1) | | 517.3475 $[M-H+HCOOH]^-$, 307.4099 $[M-H-Rha-H_2O]^-$ | 常春藤皂苷元 | + | + |

注:QA:奎宁酸;CA:咖啡酸;PA:对香豆酸;Glc:葡萄糖;Rha:鼠李糖;Ara:阿拉伯糖;
+:含有;-:不含有。

表4-4  金银花、山银花的差异性成分

| 种 类 | 编 号 | 化合物名称 | 金银花 | 山银花 |
|---|---|---|---|---|
| 有机酸 | 23 | 3-O-咖啡酰奎宁酸甲酯 | - | + |
| | 42 | 甲基二咖啡酰奎宁酸异构体 | - | + |
| | 43 | 甲基二咖啡酰奎宁酸 | - | + |
| 环烯醚萜苷 | 33 | centauroside | + | - |
| | 38 | (E)-aldosecologanin | + | - |
| 黄酮 | 22 | 芦丁异构体 | + | - |
| | 25 | 忍冬苷 | + | - |
| | 44 | 木犀草素 | + | - |
| 皂苷 | 45 | 灰毡毛忍冬皂苷乙 | - | + |
| | 48 | 木通皂苷D异构体 | - | + |
| | 52 | 灰毡毛忍冬次皂苷乙 | - | + |
| | 53 | 3-O-α-L-阿拉伯糖(2→1)-O-α-L-鼠李糖-常春藤皂苷元-28-O-β-D-葡萄糖酯 | - | + |
| | 55 | dipsacussaponin A | - | + |
| | 56 | 灰毡毛忍冬次皂苷乙异构体 | - | + |
| | 57 | 灰毡毛忍冬次皂苷甲 | - | + |

注:"+"指含有;"-"指不含有。

# 第二节  金银花、山银花投料的口炎清药效差异研究

本章第一节对金银花和山银花化学成分的差异进行了比较,本节采用烟熏所致急性口腔炎症细胞模型,对以金银花、山银花投料的口炎清药效进行了比较,为合理利用金银花和山银花资源提供了依据。

## 【实验材料】

### （一）实验药品与试剂

金银花投料的口炎清浸膏、山银花投料的口炎清浸膏（均由广州白云山和记黄埔中药有限公司提供）；椰树牌香烟（广东中烟工业有限责任公司，含有一氧化碳 13 mg、焦油 11 g、烟碱 1 mg）；KB 细胞（人口腔表皮样癌细胞，广州弗尔博生物科技有限公司）；TNF – α、IL – 8、IL – 6、IL – 10 Elisa 试剂盒（武汉优尔生公司，货号：SEA133Hu、SEA080Hu、SEA079Hu、SEA056Hu）；RPMI – 1640 培养基（美国 GIBCO，货号：C11875500BT）；胎牛血清（美国 GIBCO，货号：1420768）；MTT（美国 Sigma Aldrich，货号：M2128）；地塞米松（中国药品生物制品检定所，批号：100129 – 201105）；二甲基亚砜（上海凌峰化学试剂有限公司，批号：20140909）；磷酸盐缓冲溶液（美国 Hyclone，货号：SH30256.01B）。

### （二）实验仪器

（25 cm² 和 75 cm²）细胞培养瓶（德国 Corning 公司，货号：430639）；6 孔细胞培养板（广州 JET BIOFIL，货号：TCP001006）；96 孔细胞培养板（广州 JET BIOFIL，货号：TCP001096）；50 mL 一次性医用注射器；紫外分光光度计（北京普析通用仪器有限责任公司，型号：TU – 1901）；自动高压蒸汽灭菌器（中国厦门致微仪器有限公司，型号：GR60DA）；电热恒温水浴锅（上海一恒科技有限公司，型号：HWS24）；细胞培养箱（美国赛默飞世尔科技公司，型号：Forma 3111）；超净工作台（苏州净化安泰技术有限公司，型号：HT – 840）；倒置显微镜（福建 Motic 实业公司，型号：AE21）；超速离心机（德国 Eppendorf 公司，型号：5430R）；电子天平（美国 ACC$^M$ LAB 公司，型号：ALC – 210 – 4）；超低温冰箱（青岛海尔公司，型号：DW – 86L486）；多孔超微量核酸蛋白分析仪（美国 Biotek Epoch）；超微量紫外/可见光分光光度计（美国赛默飞世尔科技公司，型号：Nanodrop 2000c）；0.22 μm 无菌过滤器（美国密理博，货号：SLGP033RB）。

## 【实验内容】

### （一）细胞培养

将 KB 细胞培养于含 10% 胎牛血清的 RPMI – 1640 完全培养基（pH 7.2，青霉素 100 U/mL，链霉素 100 μg/mL）中，在 37 ℃、5% $CO_2$ 培养箱中孵育。

（1）传代。用吸管吸弃旧培养基，更换吸管，于非细胞培养面加入等量磷酸盐缓冲液（PBS），轻轻摇晃使其覆盖整个瓶底，吸弃 PBS，更换吸管，重复洗涤一次；加入少量细胞消化液，37 ℃ 显微镜下观察消化；当细胞明显回缩后，加入少量新鲜细胞培养基终止消化，轻柔吹打底面 2～3 次后收集所有液体入新离心管中；1200 r/min 离心 8 min，弃上清，细胞沉淀用适量新鲜培养基悬浮；加入新培养瓶中，标记瓶号与细胞批次。

（2）铺板。MTT 测定时用完全培养基调整细胞密度为 $1 \times 10^4$ 每 1 mL，并铺 96 孔板，每孔 200 μL；ELISA 测定时用完全培养基调整细胞密度为 $4 \times 10^5$ TX 每 1 mL，并铺 24 孔板，每孔 0.5 mL。细胞培养 24 h 后，待密度至 80% 可给药。

### （二）香烟烟雾提取物的制备及药物的配制

#### 1. 香烟烟雾提取物制备

制备香烟烟雾提取物装置时，将 1.5 mL 离心管接上香烟，将其底部剪开，然后套上橡胶软管，同时橡胶软管的另一端连接上 50 mL 注射器。将 10 mL 无血清 RPMI - 1640 培养基转移至 50 mL 注射器中，并将注射器中剩余空气完全排出后待用。将香烟点燃，将装置连接设置好，并确保装置不漏气即可开始实验：先连接一只空的 50 mL 注射器，反复抽取 3 次，观察抽取的香烟烟雾，确保香烟已充分燃烧，然后连接装有 10 mL 无血清 RPMI - 1640 培养基的 50 mL 注射器，抽取 50 mL 充分燃烧的香烟烟雾到注射器中，充分震荡，确保烟雾与培养基充分混匀，反复抽取 6 次，共计 300 mL 香烟烟雾，待烟雾完全溶于培养基后用 0.22 μm 滤膜过滤后除菌即可得到 100% 香烟烟雾提取物母液（100% CSE）。为验证 CSE 母液的稳定性，设置 6 组平行重复组，检测 A320 下的吸光度值，得到 RSD 值为 1.68%，说明该方法所制备的 CSE 母液质量稳定可靠，可用于下一步实验。

将 100% 浓度的 CSE 溶液用 RPMI - 1640 培养基（无血清）稀释到需要的浓度后加入细胞，使 CSE 终浓度为 1%，5%，10%，15%，20%，25%，50%，75%，30 min 内用于实验。

#### 2. 样品的制备

山银花投料的口炎清浸膏按照现有的口炎清颗粒标准生产工艺制备；金银花投料的口炎清浸膏用金银花代替山银花制得。给药时用培养基配成不同浓度的溶液。

#### 3. 药物的配制

药物用 RPMI - 1640 培养基（无血清）配制，Dex 配成终浓度为 1 μmol/L 的溶液，金银花投料的口炎清配成终浓度为 0.822 μg/mL，8.22 μg/mL，82.2 μg/mL，822.2 μg/mL 生药量的溶液，山银花投料的口炎清配成终浓度为 1 μg/mL，10 μg/mL，100 μg/mL，1000 μg/mL 生药量的溶液，经 0.22 μm 微孔膜过滤后使用。

## （三）考察不同浓度的药物及 CSE 的细胞毒性

取生长状态良好的 KB 细胞，用含 10% 胎牛血清的培养液配成单个细胞悬液，以每孔 1000～10000 个细胞接种到 96 孔板，每孔体积 200 μL，在 37 ℃、5% CO₂ 条件下培养 1～2 天；实验前，将培养板中旧的培养基移除，换成新鲜的无血清 RPMI-1640 培养基处理过夜。将 100% 香烟烟雾提取物用无血清 RPMI-1640 培养基稀释成一系列梯度的 CSE 溶液（1%，5%，10%，15%，20%，25%，50%，75%），金银花投料的口炎清浸膏及山银花投料的口炎清浸膏配制成一系列梯度溶液（1 μg/mL，10 μg/mL，100 μg/mL，1000 μg/mL）后加入 96 孔板的细胞中，37 ℃、5% CO₂ 条件下孵育 24 h；每孔加入 MTT 溶液（5 mg/mL，用 pH=7.4 的 PBS 配制）20 μL，37 ℃ 培养箱中继续孵育 4 h，弃去上清后每孔加入 200 μL DMSO，然后将 96 孔板置于摇床上轻微摇动 5 min 使紫色结晶充分溶解，用超微量紫外/可见光分光光度计于 490 nm 波长下检测 96 孔板的 OD 值。考察浓度梯度的 CSE 对 KB 细胞的毒性，根据公式：存活率=给药组 OD 值/空白组 OD 值，可计算出相应的存活率。

## （四）细胞急性炎症实验

### 1. 细胞培养及药物处理

根据细胞毒性检测结果，在对细胞无毒性作用的安全浓度范围内设置 CSE 和药物的浓度。实验共设置空白对照组、模型组（6% CSE）、阳性对照组（1 μmol/L 地塞米松）、金银花投料的口炎清不同剂量组（0.822 μg/mL，8.22 μg/mL，82.2 μg/mL，822.2 μg/mL）、山银花投料的口炎清不同剂量组（1 μg/mL，10 μg/mL，100 μg/mL，1000 μg/mL）。

将 KB 细胞培养于含 10% 胎牛血清的 RPMI-1640 完全培养基（pH 7.2，青霉素 100 U/mL，链霉素 100 μg/mL）中，在 37 ℃、5% CO₂ 培养箱中孵育；用含 10% 胎牛血清（FBS）的培养液配成单个细胞悬液，以每孔 5000 个细胞接种到 24 孔板；培养 24 h，待细胞长至 80% 密度时，以含各药物的无 FBS 培养基替换原培养基，空白对照组和模型组予等量的无血清培养基，预处理 30 min 后用 6% CSE 刺激 KB 细胞造模，空白对照组给予等量的无血清培养基。

### 2. 样品中 IL-6、IL-8、TNF-α 和 IL-10 蛋白含量检测

细胞给药 24 h 后收集细胞上清，4 ℃ 下 1500 r/min 离心 5 min 后，弃去底部沉淀留上清，按试剂盒说明采用 Elisa 法测定 IL-6、IL-8、TNF-α 和 IL-10 含量。实验具体方法为：首先，设标准曲线蛋白孔，每孔依次加入不同浓度的标准蛋白溶液（1000 pg/mL，500 pg/mL，250 pg/mL，125 pg/mL，62.5 pg/mL，31.2 pg/mL，15.6 pg/mL 和标准蛋白稀释液）100 μL；其次，加样孔中每孔加入 100 μL 样品蛋白，每

个样品设置 6 个重复孔，加样后标记，酶标板覆膜，37 ℃下孵育 2 h；弃去孔内液体，甩干，不用洗涤；每孔加 100 μL 提前配好的检测工作液 A，孵育 1 h；弃去孔内液体，用自动洗板机重复洗板 3 次，洗完后把孔内的洗涤液尽量甩干；每孔加 100 μL 提前配好的检测工作液 B，温育 30 min；弃去孔内液体，甩干，洗板 5 次；酶标板内每孔加入底物反应溶液 90 μL，37 ℃避光待其标准蛋白溶液显色（反应时间在 15 ～ 25 min），当标准蛋白孔的前 4 个孔颜色出现明显梯度，后 4 个孔也出现明显蓝色时，即可终止；每孔小心加入反应终止液 50 μL，避免产生气泡影响光密度测量，此时蓝色的溶液转变为黄色；立即用多孔酶标仪测量 A450 下的光密度（OD 值）。

（五）数据分析方法

使用 SPSS 19.0 软件统计分析实验结果，采用方差分析法对不同给药组间差异进行统计分析，各组实验结果均以"平均数 ± 标准差"（$\bar{x} \pm s.$）表示，$P < 0.05$ 说明两者间有显著性差异，$P < 0.01$ 说明两者间有极显著性差异。

【实验结果】

（一）CSE 及各样品对 KB 细胞存活率的影响

研究结果（图 4 – 3 至图 4 – 5）显示：1% CSE 刺激 KB 细胞 24 h 后与空白组没有显著区别，存活率为 0.98；10% CSE 条件下，KB 细胞的存活率下降至 0.79，与空白组有极显著差异；更高浓度 CSE 刺激下细胞存活率持续降低。各样品的系列梯度溶液对 KB 细胞的存活率并无明显影响。

实验结果小结：CSE 在 10% 浓度时对 KB 细胞有明显毒性，金银花投料的口炎清、山银花投料的口炎清样品对 KB 细胞均无毒性。

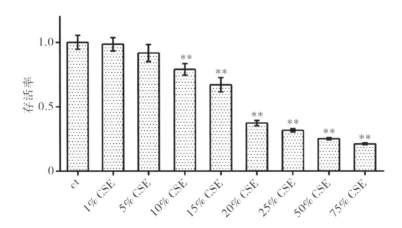

图 4 – 3　CSE 对 KB 细胞存活率的影响（$n = 6$，$\bar{x} \pm s.$）
注：与空白对照组比较，＊＊$P < 0.01$。

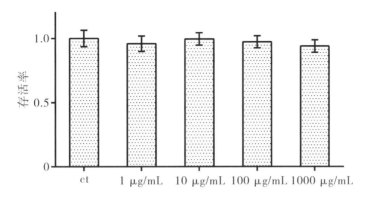

图 4-4　金银花投料的口炎清对 KB 细胞存活率的影响（$n=6$，$\bar{x} \pm s.$）

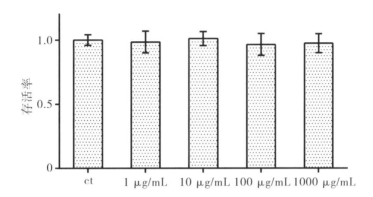

图 4-5　山银花投料的口炎清对 KB 细胞存活率的影响（$n=6$，$\bar{x} \pm s.$）

（二）考察金银花投料的口炎清、山银花投料的口炎清对 CSE 诱导急性口腔炎症的改善

TNF-α、IL-8、IL-6 和 IL-10 是参与炎症反应的重要介质，可促进炎性反应进程，在许多炎性反应性疾病、免疫性疾病等疾病的发生和发展中起着重要作用。许多资料表明，口腔炎症疾病，包括复发性口腔溃疡（ROU）、口腔黏膜炎（OM）、口腔扁平苔藓（OLP）等的发病过程中涉及多种细胞因子分泌紊乱，如促炎因子 TNF-α、IL-8、IL-6、IL-10 的增加等[1-5]。

### 1. 促炎因子 TNF-α 水平

由图 4-6 可知：在 6% CSE 刺激 24 h 后，KB 细胞促炎因子 TNF-α 蛋白表达量显著增加，模型组蛋白表达量是空白组的 5 倍，说明造模成功。两种受试样品对 TNF-α 的分泌都具有抑制作用，且呈剂量依赖关系。山银花投料的口炎清对 TNF-α 升高的抑制作用明显强于金银花投料的口炎清，在浓度 2 组、3 组中二者的抑制作用具有显著性差异（$P < 0.01$，$P < 0.05$）。

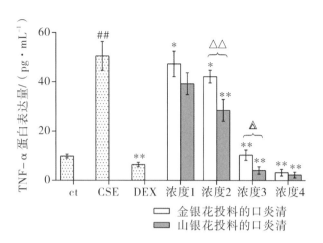

图4-6 KB细胞炎性因子TNF-α蛋白表达量（n=6, x̄±s.）

注：与正常组比较，##P<0.01；与模型组比较，*P<0.05，**P<0.01；两组之间比较，△P<0.05，△△P<0.01。

## 2. 抗炎因子IL-10水平

由图4-7可知：在6% CSE刺激24 h后，KB细胞抗炎因子IL-10分泌量显著降低。两种受试样品对CSE刺激引起的IL-10分泌减少都具有改善作用，且呈剂量依赖关系。山银花投料的口炎清对IL-10分泌的促进作用强于以金银花投料的口炎清，且均有显著性差异（P<0.05）。

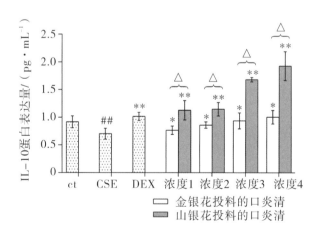

图4-7 KB细胞炎性因子IL-10蛋白表达量（n=6, x̄±s.）

注：与正常组比较，##P<0.01；与模型组比较，*P<0.05，**P<0.01；两组之间比较，△P<0.05。

## 3. 促炎因子IL-8水平

由图4-8可知：在6% CSE刺激24 h后，KB细胞促炎因子IL-8蛋白水平显著升高。两种受试样品都能抑制CSE诱导的IL-8表达水平上升；山银花投料的口炎清抑制作用强于金银花投料的口炎清，在浓度 1 组、3 组、4 组中二者的作用具有显著差异（$P<0.01$，$P<0.05$）。

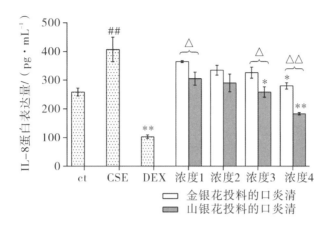

图 4-8  KB 细胞炎性因子 IL-8 蛋白表达量（$n=6$，$\bar{x}\pm s.$）

注：与正常组比较，## $P<0.01$；与模型组比较，* $P<0.05$，** $P<0.01$；两组之间比较，△ $P<0.05$，△△ $P<0.01$。

### 4. 促炎因子 IL-6 水平

由图 4-9 可知：在 6% CSE 刺激 24 h 后，KB 细胞促炎因子 IL-6 分泌量显著升高。两种受试样品对 CSE 诱导的 IL-6 分泌都具有抑制作用，且呈剂量依赖关系。山银花投料的口炎清的抑制作用强于金银花投料的口炎清。

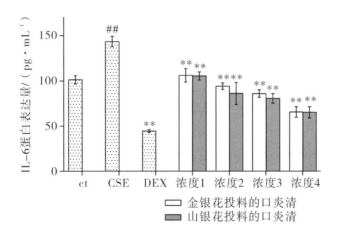

图 4-9  KB 细胞炎性因子 IL-6 蛋白表达量（$n=6$，$\bar{x}\pm s.$）

注：与正常组比较，## $P<0.01$；与模型组比较，** $P<0.01$。

# 第三节　本　章　小　结

（1）采用 UFLC – Q – TOF – MS/MS 技术对金银花、山银花的化学成分进行了全面分析。通过与对照品对照，确证了 18 种化合物；通过精确分子量和碎片裂解方式，指证了 41 种合物，共计 59 种化合物，包括 5 种氨基酸类、14 种机酸及其衍生物、13 种黄酮类、12 种环烯醚萜苷类和 15 种皂苷类化合物。其中在金银花（忍冬）中检测到 49 种化合物，在山银花（灰毡毛忍冬）中检测到 54 种成分。有 15 种成分在二者之间存在差异，山银花中含较多的有机酸和皂苷类成分，而金银花中环烯醚萜及黄酮类较丰富。本实验系统研究了金银花、山银花的化学成分，为其品种鉴定及质量控制提供了依据。

（2）采用急性口腔炎症细胞模型，对金银花投料的口炎清和山银花投料的口炎清的药效进行比较。结果表明：两种样品对炎症模型中 TNF – α、IL – 8、IL – 6 的升高和 IL – 10 的降低均有明显的改善作用，且呈剂量依赖关系，提示二者对口腔炎症疾病具有一定疗效。同时，二者对 TNF – α、IL – 10 和 IL – 8 的调控作用具有显著差异，山银花投料的口炎清的作用强于金银花投料的口炎清，具有统计学差异。说明广州白云山和记黄埔中药有限公司在生产口炎清颗粒时，用山银花投料是合理的。本研究为合理利用金银花和山银花资源提供了理论依据。

## 参考文献

[1] SCULLY C, PORTER S. Oral mucosal disease: recurrent aphthousstomatitis [J]. British journal of oral and maxillofacial surgery, 2008, 46 (3): 198 – 206.

[2] RHODUS N L, CHENG B, BOWLES W, et al. Proinflammatory cytokine levels in saliva before and after treatment of (erosive) oral lichen planus with dexamethasone [J]. Oral diseases, 2006, 12 (2): 112 – 116.

[3] XAVIER G M, SÁ A R, GUIMARAES A L S, et al. Investigation of functional gene polymorphisms interleukin – 1β, interleukin – 6, interleukin – 10 and tumor necrosis factor in individuals with oral lichen planus [J]. Journal of oral oathology & medicine, 2007, 36 (8): 476 – 481.

[4] GUPTA P, ASHOK L, NAIK S R. Assessment of serum interleukin – 8 as a sensitive serological marker in monitoring the therapeutic effect of levamisole in recurrent aphthous ulcers: a randomized control study [J]. Indian journal of dental research,

2014, 25（3）: 284 - 289.

［5］ TOBITA T, LZUMI K, FEINBERG S E. Development of an in vitro model for radia-
tion - induced effects on oral keratinocytes ［J］. International journal of oral and
maxillofacial surgery, 2010, 39（4）: 364 - 370.